Diabetisches-Heißluftf ritteuse-Kochbuch für neu diagnostizierte

2000 Tage leckere und gesunde Rezepte für Typ-1- und Typ-2-Diabetes mit 14-Tage-Speiseplan

DR. VIRGINIA CURIE

Copyright © bei Dr. Virginia Curie 2024

Für Berechtigungen kontaktieren Sie: virginiacurie001@gmail.com

Geschrieben von: Virginia Curie

Dieses Buch soll genaue und verlässliche Informationen zum behandelten Thema liefern. Wenn fachkundige Unterstützung oder Beratung erforderlich ist, sollten die Dienste eines Komponenten Fachmanns in Anspruch genommen werden.

Inhalt

Einführung													7

Kapitel eins												11
Diabetes verstehen
Diabetes Typ 1													12
Typ 2 Diabetes													13
Diabetes-Prävention und -Management							15
Änderungen Ihres Lebensstils zur Vermeidung von Typ-2-Diabetes		17
Richtlinien für körperliche Aktivität und körperliche Betätigung			18
Ernährungsrichtlinien zur Diabetesprävention						19
Anleitungen zur Kontrolle des Blutzuckers							22
Umgang mit Diabetes: Insulintherapie, Medikamente und Glukose Überwachung		24

Kapitel Zwei												27
Lebensmitteleinkauf für Typ-2-Diabetes
Schaffung einer diabetes freundlichen Speisekammer					28
Intelligente Lebensmittelwahl zur Kontrolle des Blutzuckers			32

Kapitel drei												35
14-Tage-Speiseplan
Woche 1													38
Tag 1														38
Tag 2														38
Tag 3														39
Tag 4														39
Tag 5														39
Tag 6														40
Tag 7														40
Woche 2													41
Tag 8														41
Tag 9														41
Tag 10														42
Tag 11														42

Tag 12   42

Tag 13   43

Tag 14   43

Kapitel Vier   45

Diabetes Freundliche Frühstücksrezepte

Joghurt Parfait aus griechischem Joghurt, garniert mit Mandeln, Beeren und darüber
geträufeltem Honig.   45

Pfannkuchen aus Vollkornprodukten, kombiniert mit griechischem Joghurt und
frischen Beeren.   47

Pfannkuchen aus Vollkornprodukten, kombiniert mit griechischem Joghurt und
frischen Beeren.   50

Rühr Gemüse und Käse serviert auf einem englischen Muffin aus gesundem
Getreide   53

Zutaten   53

Vollkorn-Toast mit Avocado-Smash und pochiertem Ei   56

Smoothie-Bowl mit Spinat, Banane, Beeren, griechischem Joghurt und Mandelbutter
57

Vollkornwaffeln mit frischem Obst und griechischem Joghurt.   59

Mandelmilch, gemischte Beeren und Chiasamen für Overnight Oats   63

Gemüse-Käse-Frittata mit Vollkorntoast   65

Smoothie aus Bananen, Ananas, Kokos Wasser, Grünkohl und Spinat   66

Geschnittene Erdbeeren mit Mandelbutter auf Vollkornbrot   68

Bananen-Walnuss-Haferflocken mit einer Prise Zimt   69

Kapitel fünf   72

Diabetes Freundliche Mittagsrezepte

Quinoa-Salat mit luft gebratenem Hähnchen   72

Truthahn-Avocado-Wrap   74

Luft Frittiertes Gemüse-Panini   76

Linsensuppe mit gemischtem Blattsalat   78

Tag 5   80

Thunfischsalat-Salat-Wraps   80

Chicken Caesar Salad   81

Luft Frittiertes Gemüsepfanne mit Tofu und braunem Reis   83

Caprese-Salat mit luft gebratenem Hähnchen   85

Hähnchen- und Gemüse Spiesse   87

Truthahn-Cranberry-Sandwich   89

Salat mit schwarzen Bohnen und Mais   90

Mediterraner Salat   92

Linsen- und Gemüsesuppe   93

Truthahn-Avocado-Wrap   95

Kapitel Sechs   **98**

Diabetes Freundliche Abendessen Rezepte

Luft Gebratener Lachs mit Rosenkohl und Quinoa   98

Luft Frittiertes Puten-Chili   101

Luft Gebratene Hähnchenbrust mit Süßkartoffeln und Brokkoli   102

Luft Gebratener Tofu mit gemischtem Gemüse und braunem Reis   104

Luft Gebratener Kabeljau mit Quinoa-Pilaf und Spargel   106

Luft Gebratene Puten Fleischbällchen mit Zucchininudeln   108

Luft Frittierte Garnelen Spieße mit Quinoa-Tabouleh und gerösteten Karotten   110

Luft Gebackener Spaghettikürbis mit Marinara und Putenfleischbällchen   112

Luft Gebratenes Steak mit Bratkartoffeln und grünen Bohnen   115

Luft Gebratene Hähnchenbrust mit Wurzelgemüse und Wildreis   117

Luft Gebratener Zitronen-Kräuter-Lachs mit Quinoa-Pilaf und Brokkoli   120

3. Servieren: 121

Luft Frittierte Gemüse- und Tofu-Spieße mit Couscous   121

Luft Frittierte gefüllte Paprika mit gemahlenem Truthahn, Quinoa und schwarzen Bohnen   123

Luft Gebratener Tilapia mit geröstetem Gemüse und braunem Reis   125

Kapitel sieben   **128**

Diabetes Freundliche Snack-Rezepte

Apfelscheiben mit Mandelbutter   128

Karottenstifte mit Hummus   129

Griechischer Joghurt, garniert mit geschnittenen Erdbeeren und Müsli   130

Hüttenkäse mit Ananasstücken   132

Trockenfrüchte und gemischte Nüsse   133

Selleriestangen mit Erdnussbutter   134

Edamame mit Meersalz   136

Bananenscheiben mit Mandelbutter auf Reiskuchen   137

Hüttenkäse mit geschnittenen Pfirsichen   138

Griechischer Joghurt mit Honig und Müsli   140

Griechischer Joghurt mit Honig und Müsli   141

Studentenfutter mit Nüssen, Samen und Trockenfrüchten   142

Griechischer Joghurt mit gemischten Beeren   143

Karottenstifte mit Hummus 145

Kapitel Acht **147**
Verwöhnende Desserts für diabetes freundliche Leckereien 147
Entdecken Sie den Zauber von Zuckerersatzstoffen 148
Identifizierung künstlicher Süßstoffe und anderer Zuckerersatzstoffe 152
Dessert Rezepte für Diabetes **155**
Knusprige Äpfel mit Zimt 155
Brownies mit Avocado und Schokolade 156
Leckeres Beerenparfait 158
Zitronenschalen-Cupcakes 159
Snacks mit Kürbiskuchen 160
Cobbler mit einer Beerenmischung 161
In Schokolade getunkte Erdbeeren 163
Kleine Käsekuchen 164

Abschluss **166**

Über den Autor **170**

Ein kostenloses Rezept Tagebuch **171**

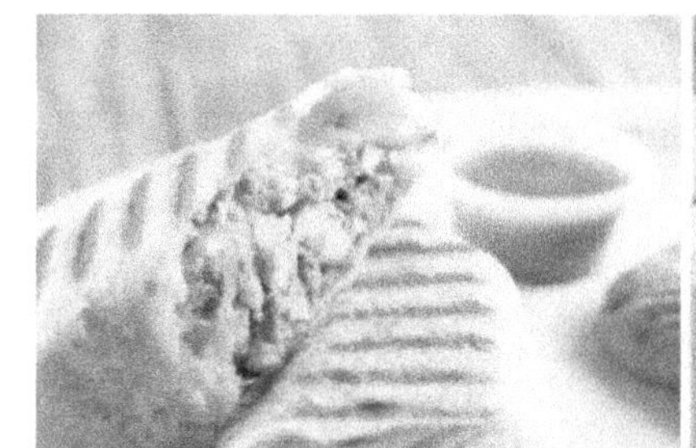
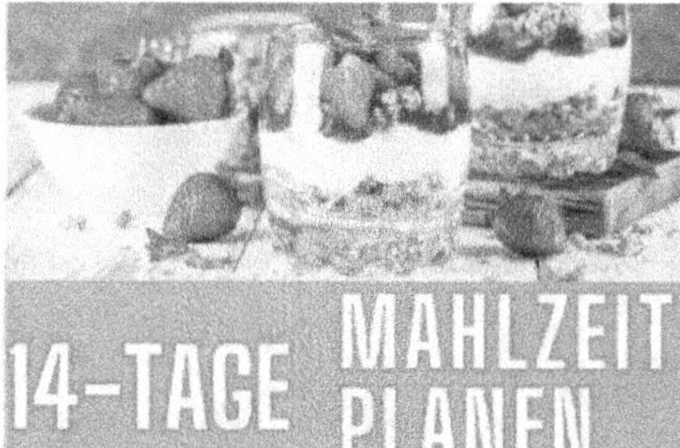

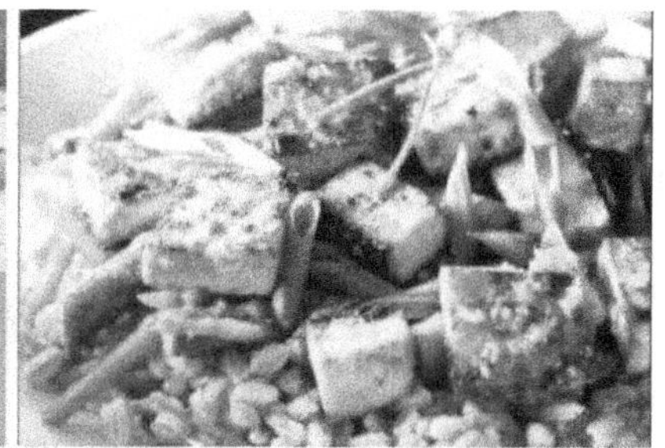

2024

DIABETISCHES
HEIßLUFTFRITTEUSE-KOCHBUCH
Für Neu Diagnostiziert

2000 Tage leckere und gesunde Rezepte für Typ-1 und Typ-2 Diabetes mit 14-tägigem Speiseplan

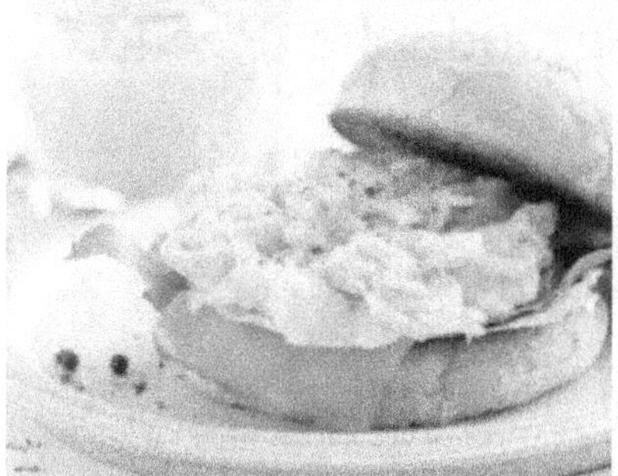
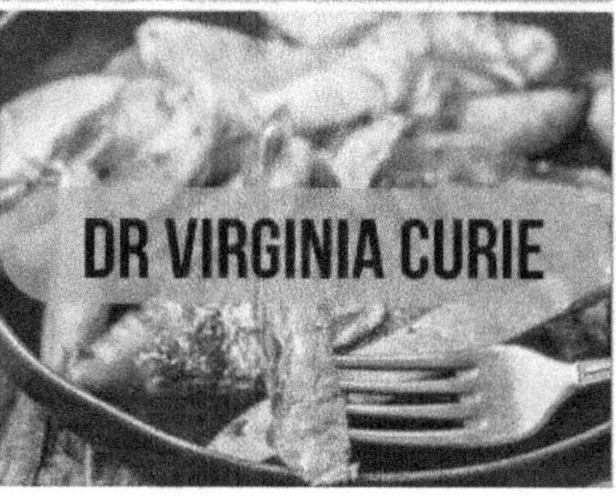

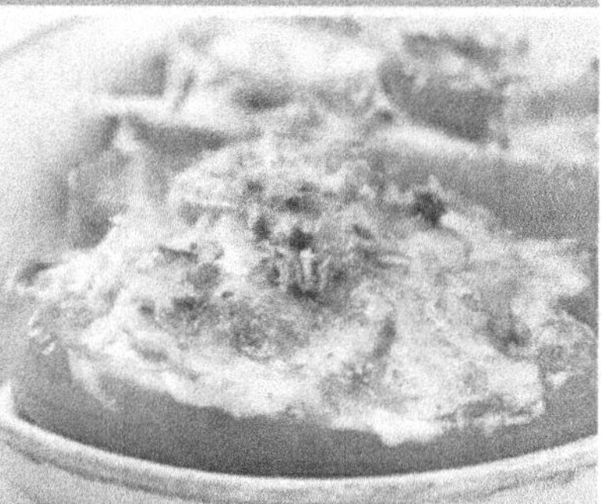
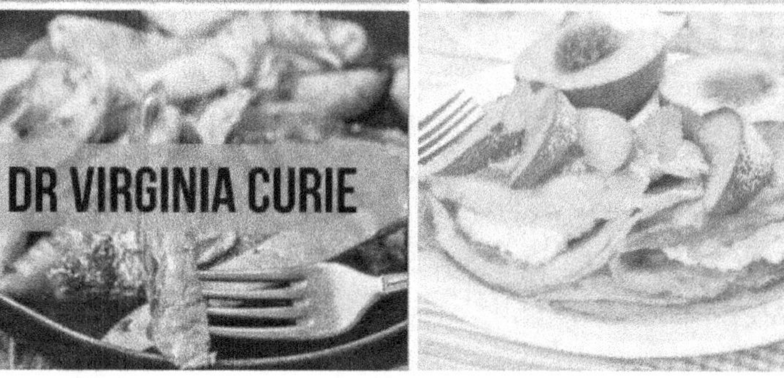

Einführung

Willkommen auf der Reise zu einem gesunden, erfüllten Leben – einer Reise, die von der Entschlossenheit getragen wird, Herausforderungen zu meistern und geleitet von der transformativen Kraft der Nahrung. Während wir uns gemeinsam auf diese Expedition begeben, werden wir die komplizierten Zusammenhänge zwischen Diabetes, Ernährung und der bemerkenswerten Widerstandsfähigkeit des menschlichen Geistes erforschen.

Ich freue mich, Sie auf dieser Entdeckungsreise zu begleiten und dabei auf jahrelange praktische Erfahrung, gründliche Recherche und eine tiefe Leidenschaft für die Kunst des Kochens zurückzugreifen. Als Autorin und Mitreisende auf dem Weg zum Wohlbefinden verstehe ich die Unsicherheiten und Hürden, die eine Diabetesdiagnose mit sich bringt. Dennoch habe ich aus erster Hand die tiefgreifenden Vorteile einer Diabetes freundlichen Ernährung erlebt, nicht nur für die körperliche Gesundheit, sondern auch für das allgemeine Wohlbefinden und Glück.

Das „Diabetic Air Fryer Cookbook for Newly Diagnosed" ist eine Verpflichtung. Es verspricht köstliche Gerichte, gesunde Zutaten und endlose Möglichkeiten zum kreativen Kochen Diabetes-Management.

Bevor wir uns mit der verlockenden Vielfalt an Rezepten und Speiseplänen befassen, die vor uns liegen, wollen wir zunächst mit einigen Mythen über Diabetes aufräumen. Was genau ist dieser Zustand, von dem weltweit Millionen Menschen betroffen sind? Einfach ausgedrückt ist Diabetes eine chronische Erkrankung, die durch einen erhöhten Blutzuckerspiegel gekennzeichnet ist. Dieser Anstieg tritt auf, wenn der Körper entweder zu wenig Insulin produziert (Typ-1-Diabetes) oder wenn Zellen eine Resistenz gegen die Wirkung von Insulin entwickeln (Typ-2-Diabetes). Auch wenn die Ursprünge und Mechanismen unterschiedlich sein können, bleibt das Hauptziel bestehen: den Blutzuckerspiegel in einem sicheren Bereich zu halten, um Langzeitkomplikationen zu verhindern.

In diesem Buch werden wir die nuancierten Unterschiede zwischen Typ-1- und Typ-2-Diabetes sowie ihre jeweiligen Merkmale, Risikofaktoren, Symptome und Diagnosekriterien untersuchen. Wenn Sie diese Unterschiede verstehen, können Sie Ihren

Diabetes-Management-Ansatz an Ihre individuellen Bedürfnisse und Umstände anpassen.

Dennoch ist es ebenso wichtig zu erkennen, dass Diabetes keine lebenslange Haftstrafe bedeutet. Mit den richtigen Ressourcen, Informationen und Unterstützung ist es möglich, die Erkrankung effektiv zu bewältigen und ein erfülltes Leben zu führen. Und im Mittelpunkt dieser Gleichung steht die Nahrung – ein wirksames Mittel zur Heilung, Ernährung und Energie.

Essen ist für Menschen mit Diabetes nicht nur Nahrung; es ist auch Medizin. Jeder Bissen hat die Kraft, unsere Gesundheitsziele entweder zu unterstützen oder zu untergraben, unseren Blutzuckerspiegel zu stabilisieren oder zu schwanken. Dieses Buch widmet sich der Nutzung des therapeutischen Potenzials von Lebensmitteln, um die Diabeteskontrolle zu verbessern und die allgemeine Gesundheit und das Wohlbefinden zu fördern.

Wir alle sind uns der Vorteile einer Heißluftfritteuse bewusst. Eine Heißluftfritteuse ist sehr nützlich für diejenigen, die übergewichtig sind und versuchen, ihren Diabetes unter Kontrolle zu bringen. Der Hauptvorteil dieses Küchengeräts besteht darin, dass es Speisen mit weit weniger Öl gart als herkömmliche Brat Methoden. Durch die Reduzierung des Konsums wird die Kalorienaufnahme verringert, was die Gewichtskontrolle unterstützt – ein wichtiger Aspekt der Diabetes-Behandlung. Fettleibigkeit wird häufig mit Typ-2-Diabetes in Verbindung gebracht, und Übergewicht kann zu einer Insulinresistenz führen, wodurch es für den Körper schwieriger wird, den Blutzuckerspiegel zu kontrollieren. Dank der Fähigkeit der Heißluftfritteuse, Gerichte mit weniger Kalorien zuzubereiten, können Menschen gesündere Ernährung Entscheidungen treffen. Es ist eine wesentliche Ergänzung zur Diabetes-Managementstrategie, da die Aufrechterhaltung eines gesunden Gewichts und eine ausgewogene Ernährung entscheidende Strategien zur Behandlung von Diabetes sind.

Mit offenem Herzen und neugierigen Geist lade ich Sie ein, die Seite umblättern und sich auf diese gastronomische Reise zu begeben. Feiern wir die Heilkraft der Nahrung und genießen Sie jeden Bissen, während wir unseren Körper nähren, unseren Geist heben und uns auf den Weg zu optimaler Gesundheit und Vitalität machen.

Kapitel eins

Diabetes verstehen

Diabetes, eine Erkrankung, von der weltweit Millionen Menschen betroffen sind und die erhebliche Auswirkungen sowohl auf den Einzelnen als auch auf die Gesellschaft hat, ist ein zentraler Faktor im Gefüge der menschlichen Gesundheit. Wir müssen die Natur dieser komplexen und vielfältigen Krankheit verstehen, bevor wir uns auf den Weg zu einer besseren Gesundheit und Diabeteskontrolle machen.

Grundsätzlich handelt es sich bei Diabetes um eine Langzeiterkrankung, die durch einen hohen Blutzuckerspiegel gekennzeichnet ist. Dieser Anstieg geschieht, weil der Körper entweder nicht in der Lage ist, das produzierte Insulin zu nutzen, oder weil er zu wenig von dem Hormon produziert, das den Blutzuckerspiegel steuert. Infolgedessen reichert sich Glukose im Blut an, was, wenn es ignoriert wird, zu einer Vielzahl von Symptomen und noch schwerwiegenden Problemen führen kann.

Diabetes gibt es in verschiedenen Formen, jede mit unterschiedlichen Ursprüngen, Risikofaktoren und Behandlungsmöglichkeiten. Typ-1- und Typ-2-Diabetes sind die beiden am weitesten verbreiteten Formen mit unterschiedlichen zugrunde liegenden Ursachen und Beginnzeiten.

Diabetes Typ 1

Die Unfähigkeit des Körpers, Insulin herzustellen, ist das Kennzeichen von Typ-1-Diabetes, auch bekannt als juveniler Diabetes oder insulinabhängiger Diabetes. Normalerweise wird dieser Mangel durch eine Autoimmunreaktion verursacht, bei der das körpereigene Immunsystem unbeabsichtigt die insulinproduzierenden Zellen in der Bauchspeicheldrüse angreift und abtötet.

Obwohl der genaue Ursprung von Typ-1-Diabetes noch unklar ist, wird angenommen, dass Umweltfaktoren und genetische Veranlagung eine gemeinsame Rolle spielen. Diese Art von Diabetes kann in jedem Alter auftreten, manifestiert sich jedoch meist erst im Kindes- oder Jugendalter. Da ihr Körper dieses lebenswichtige Hormon nicht selbst herstellen kann, benötigen Menschen mit Typ-1-Diabetes lebenslang eine Insulinbehandlung.

Übermäßiger Durst, häufiges Wasserlassen, unerklärlicher Gewichtsverlust, starker Hunger, Erschöpfung und Sehstörungen sind einige der Symptome, die mit Typ-1-Diabetes einhergehen. Typ-1-Diabetes kann schwerwiegende Nebenwirkungen haben, wie z. B. diabetische Ketoazidose, eine potenziell tödliche Krankheit, die durch extrem erhöhte Ketonwerte im Blut gekennzeichnet ist, wenn sie nicht schnell diagnostiziert und behandelt wird.

Typ 2 Diabetes

Im Gegensatz dazu ist eine Insulinresistenz – ein Zustand, in dem die Körperzellen gegen die Wirkung von Insulin immun werden – ein Kennzeichen von Typ-2-Diabetes, das zu einem Anstieg des Blutzuckerspiegels führt. Typ-2-Diabetes wird sowohl durch Erbliche als auch durch Lebensstilfaktoren beeinflusst, wobei schlechte Ernährung, Bewegungsmangel und Fettleibigkeit die Hauptursachen sind.

Obwohl es bei Kindern und Jugendlichen immer häufiger vorkommt, wird Typ-2-Diabetes häufiger bei Erwachsenen diagnostiziert als Typ-1-Diabetes, der sich normalerweise im Kindes- oder Jugendalter manifestiert. In den frühen Stadien von Typ-2-Diabetes kann die Bauchspeicheldrüse zwar ausreichend Insulin produzieren, die Körperzellen sind jedoch nicht in der Lage, sie effizient zu nutzen. Letztendlich kann die Insulinresistenz des Körpers verhindern, dass die Bauchspeicheldrüse ausreichend Insulin produziert, was zu einem stetigen Anstieg des Blutzuckerspiegels führen würde.

Erhöhter Durst, häufiges Wasserlassen, Müdigkeit, verschwommenes Sehen, schleppende Wundheilung und wiederkehrende Infektionen sind einige der Symptome von Typ-2-Diabetes. Wenn Typ-2-Diabetes nicht behandelt wird, kann dies zu mehreren gefährlichen Nebenwirkungen wie Nierenerkrankungen, Nervenschäden, Herzerkrankungen, Schlaganfall und Sehverlust führen.

Vergleichen und Unterscheiden:

Obwohl die zugrunde liegenden Ursachen und Prozesse von Typ-1- und Typ-2-Diabetes unterschiedlich sind, ähneln sie sich in vielerlei Hinsicht darin, wie sie sich auf Gesundheit und Lebensqualität auswirken. Bei beiden Formen von Diabetes ist eine sorgfältige Kontrolle erforderlich, um den Blutzuckerspiegel in einem sicheren

Bereich zu halten und langfristig Probleme zu vermeiden. Abhängig von den Bedürfnissen und Umständen der Person kann diese Behandlung eine Mischung aus Insulintherapie, körperlicher Bewegung, Medikamenten und Ernährungsumstellungen umfassen.

Es ist wichtig zu bedenken, dass Diabetes trotz der Schwierigkeiten, die es mit sich bringt, kein Todesurteil ist. Menschen mit Diabetes können ein erfülltes, aktives Leben führen und ihr Risiko für Probleme verringern, wenn sie die richtigen Informationen, Unterstützung und Lebensstiländerungen erhalten. Mit einem ganzheitlichen Ansatz, der die psychologischen, emotionalen und physischen Komponenten der Diabetesbehandlung berücksichtigt, ist es möglich, optimale Gesundheit und Wohlbefinden zu erreichen und es den Menschen zu ermöglichen, trotz ihrer Diagnose erfolgreich zu sein.

Diabetes-Prävention und -Management

Wenige Krankheiten haben so große Auswirkungen auf Gesundheit und Wohlbefinden – oder so viel Raum für Kontrolle und Prävention – wie Diabetes. Jeder, der seine Gesundheit schützen und angesichts dieser chronischen Krankheit erfolgreich sein möchte, muss die Komplexität der Diabetes-Prävention und -Kontrolle aufgrund ihrer tiefgreifenden Auswirkungen auf die allgemeine Gesundheit und Lebensqualität verstehen.

Warum Prävention wichtig ist:

Eine wirksame Diabetesversorgung konzentriert sich auf die Prävention, die den Menschen die Möglichkeit gibt, proaktive Maßnahmen zu ergreifen, um ihr Risiko, an dieser lähmenden Krankheit zu erkranken, zu senken. Während Alter und Vererbung zwei Risikofaktoren für Diabetes sind, die wir nicht kontrollieren können, gibt es noch viele weitere, die wir kontrollieren können, was Prävention zu einem realistischen und machbaren Ziel für Menschen jeden Alters und jeder Herkunft macht.

Menschen können ihr Risiko, an Typ-2-Diabetes, der häufigsten Krankheitsart, zu erkranken, drastisch senken, wenn sie sich einen gesunden Lebensstil zu eigen machen und fundierte Entscheidungen bezüglich ihrer Ernährung, Bewegung und ihrem allgemeinen Wohlbefinden treffen. Forschungsergebnissen zufolge können Lebensstil Entscheidungen wie Ernährung, Bewegung, Gewichtskontrolle und Raucherentwöhnung sehr wichtig für die Vorbeugung von Diabetes sein und ein starkes Instrumentarium zur langfristigen Erhaltung von Gesundheit und Wohlbefinden darstellen.

Änderungen Ihres Lebensstils zur Vermeidung von Typ-2-Diabetes

Die Aufrechterhaltung eines gesunden Körpergewichts mit einer Mischung aus ausgewogener Ernährung und regelmäßiger Bewegung ist eine der besten Möglichkeiten, Typ-2-Diabetes zu vermeiden. Übergewicht oder Fettleibigkeit im Bauchbereich erhöhen das Risiko, an Typ-2-Diabetes zu erkranken, da es zu Insulinresistenz und Stoffwechselproblemen führen kann. Menschen können ihr Diabetesrisiko senken und ihre allgemeine Gesundheit und Energie verbessern, indem sie ein gesundes Gewicht erreichen und halten.

Eine gesunde, ausgewogene Ernährung mit viel Obst, Gemüse, Vollkornprodukten, magerem Fleisch und gesunden Fetten ist zur Vorbeugung von Diabetes unerlässlich. Eine Ernährung mit einem hohen Anteil an vollwertigen, minimal verarbeiteten Lebensmitteln und wenig zuckerhaltigen Getränken, raffinierten Kohlenhydraten und schädlichen Fetten kann dazu beitragen, den Blutzuckerspiegel zu kontrollieren, das Sättigungsgefühl zu steigern und die allgemeine Gesundheit und das Wohlbefinden zu verbessern.

Regelmäßige Bewegung ist auch für die Vorbeugung von Diabetes unerlässlich, da sie die Insulinsensitivität verbessern, eine Gewichtsreduktion fördern und das Risiko von Herz-Kreislauf-Erkrankungen senken kann – alles entscheidende Faktoren für diejenigen, bei denen das Risiko besteht, an Diabetes zu erkranken. Streben Sie an mindestens zwei Tagen pro Woche Krafttraining an, zusätzlich zu mindestens 150 Minuten aerober Aktivität mittlerer Intensität, wie z. B. zügiges Gehen oder Radfahren.

Richtlinien für körperliche Aktivität und körperliche Betätigung

Aufgrund seiner zahlreichen Vorteile für die körperliche und geistige Gesundheit ist körperliche Bewegung für die Vorbeugung und Kontrolle von Diabetes unerlässlich. Es hat sich gezeigt, dass häufiges Training die Insulinsensitivität erhöht, zur Gewichtsreduktion beiträgt, den Blutzucker senkt, Entzündungen reduziert, das Herz stärkt, die Stimmung verbessert und allgemein die allgemeine Gesundheit verbessert.

Menschen mit einem Risiko für Typ-2-Diabetes müssen regelmäßige körperliche Bewegung in ihren Alltag integrieren, um Risikofaktoren zu reduzieren und ihre allgemeine Gesundheit zu verbessern. Versuchen Sie für einen umfassenden Fitnessplan, sowohl Krafttraining Aktivitäten wie Eigengewichtsübungen als auch Gewichtheben in Cardio-Aktivitäten wie Laufen, Radfahren, Schwimmen oder zügiges Gehen einzubeziehen.

Die American Diabetes Association empfiehlt, zwei oder mehr Tage lang Krafttraining zu absolvieren, das auf wichtige Muskelgruppen abzielt, zusätzlich zu 150 Minuten oder mehr aeroben Aktivitäten mittlerer Intensität pro Woche, verteilt auf mindestens drei Tage. Das Einbeziehen von Ausgleichs- und Beweglichkeitsübungen wie Yoga oder Tai Chi kann ebenfalls dazu beitragen, den Bewegungsumfang zu erweitern, das Verletzungsrisiko zu verringern und die allgemeine körperliche Funktion zu verbessern.

Ernährungsrichtlinien zur Diabetesprävention

Die wichtigste Säule der Diabetesprävention ist eine ausgewogene Ernährung, die lebenswichtige Nährstoffe liefert, den Blutzucker reguliert und die allgemeine Gesundheit und das Wohlbefinden fördert. Menschen können ihr Risiko für Typ-2-Diabetes senken und ihre Gesundheit und Vitalität langfristig verbessern, indem sie ein ausgewogenes und nährstoffreiches Ernährungsmuster annehmen, das vollwertige, minimal verarbeitete Lebensmittel fördert und den Konsum von zuckerhaltigen Getränken, raffinierten Kohlenhydraten und schädlichen Fetten einschränkt.

Es hat sich gezeigt, dass die Mittelmeer Diät, die reich an Obst, Gemüse, Vollkornprodukten, Hülsenfrüchten, Nüssen, Samen und Olivenöl ist, besonders vorteilhaft für die Behandlung und Vorbeugung von Diabetes ist. Die Mittelmeer Diät, die reich an herzgesunden Fetten, Ballaststoffen und Antioxidantien ist, kann dazu beitragen, das Risiko von Herz-Kreislauf-Erkrankungen, einer Hauptfolge von Diabetes, zu senken, den Blutzuckerspiegel zu stabilisieren und gleichzeitig die Insulinsensitivität zu verbessern.

Zu den Grundprinzipien der Mittelmeerdiät gehören:

- **Schwerpunkt auf pflanzlichen Lebensmitteln:** Als Quelle lebenswichtiger Nährstoffe, Ballaststoffe und Antioxidantien sollten Obst, Gemüse, Vollkornprodukte, Hülsenfrüchte, Nüsse und Samen den Grundstein Ihrer Ernährung bilden.

- **Darunter sind herzgesunde Fette:** Nüsse, Samen, Olivenöl und fetter Fisch sind großartige Quellen für herzgesunde Fette, die Entzündungen lindern, das Herz stärken und den Blutzucker ausgleichen können.

- **Reduzieren Sie Ihren Verzehr von rotem Fleisch und verarbeiteten Lebensmitteln:** Übermäßiger Verzehr dieser Produkte wird mit einem höheren Risiko für Herzerkrankungen, Typ-2-Diabetes und anderen chronischen Krankheiten in Verbindung gebracht. Reduzieren Sie die Aufnahme dieser Lebensmittel und wählen Sie magere Proteinquellen wie Fisch, Geflügel und pflanzliche Ersatzstoffe.

- **Mäßiger Alkoholkonsum:** Übermäßiger Alkoholkonsum kann das Risiko für Typ-2-Diabetes und andere chronische Krankheiten erhöhen, während mäßiger Alkoholkonsum mit mehreren gesundheitlichen Vorteilen in Verbindung gebracht wird. Achten Sie auf Ihren gesamten Alkoholkonsum und begrenzen Sie den Alkoholkonsum auf maximal ein Getränk pro Tag für Frauen und zwei für Männer.

Durch die Befolgung dieser Ernährungsempfehlungen und fundierte Lebensmittel- und Ernährung Entscheidungen kann das Risiko, an

Typ-2-Diabetes zu erkranken, gesenkt und die allgemeine Gesundheit und das Wohlbefinden verbessert werden.

Anleitungen zur Kontrolle des Blutzuckers

Die Prävention und Behandlung von Diabetes dreht sich um die Blutzuckerkontrolle, die eine genaue Berücksichtigung von Lebensstil Variablen wie Ernährung, Bewegung, Medikamenten und anderen erfordert. Menschen mit Diabetes können Schwankungen ihres Blutzuckerspiegels begrenzen, ihren Blutzuckerspiegel stabilisieren und ihr Risiko, langfristige Probleme zu entwickeln, verringern, indem sie sich gute Lebensgewohnheiten aneignen und fundierte Ernährungs- und Ernährungs Entscheidungen treffen.

Die Einhaltung eines regelmäßigen Ernährungsplans mit Schwerpunkt auf ausgewogenen Mahlzeiten und Snacks, die gleichmäßig über den Tag verteilt sind, ist eine der besten Möglichkeiten, den Blutzuckerspiegel zu kontrollieren. Um einen stabilen Blutzuckerspiegel aufrechtzuerhalten und Spitzen und Abstürze zu vermeiden, sollten Sie täglich drei ausgewogene Mahlzeiten und zwei bis drei Snacks zu sich nehmen. Dazu sollte eine Kombination aus Kohlenhydraten, Proteinen und gesunden Fetten gehören.

Denken Sie darüber nach, vollständige, minimal verarbeitete Lebensmittel mit hohem Ballaststoff-, Vitamin- und Mineralstoffgehalt in Ihre Essens- und Snack-Pläne aufzunehmen. Wählen Sie komplexe Kohlenhydrate gegenüber raffinierten Kohlenhydraten und zuckerhaltigen Snacks, da diese langsamer verdaut werden und eine mildere Wirkung auf den Blutzuckerspiegel haben. Beispiele hierfür sind Obst, Gemüse, Vollkornprodukte und Hülsenfrüchte.

Neben der Ernährung ist häufige körperliche Bewegung von entscheidender Bedeutung für die Kontrolle des Blutzuckerspiegels und die Verbesserung der allgemeinen Gesundheit und des Wohlbefindens. Streben Sie zwei oder mehr Tage Krafttraining an, das auf die Hauptmuskelgruppen abzielt, und mindestens 150 Minuten aerobe Aktivität mittlerer Intensität pro Woche, verteilt auf mindestens drei Tage.

Umgang mit Diabetes: Insulintherapie, Medikamente und Glukose Überwachung

Die tägliche Überwachung des Blutzuckerspiegels ist für Diabetiker von entscheidender Bedeutung, um ihre Gesundheit zu erhalten und langfristige Probleme zu vermeiden. Menschen können ihr Blutzuckermanagement verbessern und ihr Risiko für die Entwicklung von Diabetes bedingten Problemen verringern, indem sie ihren Blutzuckerspiegel routinemäßig überprüfen und notwendige Änderungen in den Bereichen Ernährung, Arzneimittel und Lebensstil vornehmen.

Es gibt eine Reihe von Methoden zur Überwachung Ihres Blutzuckerspiegels, darunter:

1. Selbstkontrolle des Blutzuckers (SMBG): Den Blutzuckerspiegel zu Hause mit einem Blutzuckermessgerät messen. Durch den Einsatz von SMBG können Menschen ihren Blutzuckerspiegel den ganzen Tag überwachen und fundierte Entscheidungen über ihren Lebensstil, ihre Ernährung und verschreibungspflichtige Medikamente treffen.

2. Kontinuierliche Glukose Überwachung (CGM): Mit Hilfe eines tragbaren Geräts, das den Blutzuckerspiegel den ganzen Tag über kontinuierlich überwacht und in Echtzeit Daten zu Mustern und Veränderungen des Blutzuckers liefert. Für diejenigen, die häufige Blutzuckerkontrollen benötigen oder Schwierigkeiten haben, mit herkömmlichen SMBG-Techniken einen stabilen Blutzuckerspiegel aufrechtzuerhalten, kann CGM sehr hilfreich sein.

3. Hämoglobin A1c (HbA1c)-Test: Der Bluttest namens Hämoglobin A1c (HbA1c) ermittelt den durchschnittlichen Blutzuckerspiegel der letzten zwei bis drei Monate. Der HbA1c-Test wird zur Überwachung der langfristigen Diabetesversorgung eingesetzt und bietet einen umfassenden Überblick über die Blutzuckerkontrolle im Laufe der Zeit.

Um eine optimale Blutzuckerkontrolle zu erreichen und Probleme im Zusammenhang mit Diabetes zu vermeiden, können zusätzlich zur routinemäßigen Blutzuckerkontrolle Medikamente und eine Insulinbehandlung erforderlich sein. Zu den Medikamenten, die den Blutzucker senken, die Insulinsensitivität erhöhen und das Risiko langfristiger Probleme verringern, kann die Verschreibung von Arzneimitteln wie Metformin, Sulfonylharnstoffen und Insulin gehören.

Da der Körper kein Insulin selbst herstellen kann, ist die Insulinbehandlung für Menschen mit Typ-1-Diabetes überlebenswichtig. Die Insulinbehandlung kann über eine Injektion oder eine Insulinpumpe erfolgen und ermöglicht es den Patienten, ihren Blutzuckerspiegel zu kontrollieren und ihre bestmögliche Gesundheit und ihr Wohlbefinden zu bewahren.

Kapitel Zwei

Lebensmitteleinkauf für Typ-2-Diabetes

Es kann schwierig sein, durch die Gänge des Lebensmittelgeschäfts zu kommen, insbesondere für diejenigen, bei denen gerade eine Typ-2-Diabetes-Diagnose diagnostiziert wurde. Es kann schwierig sein, Entscheidungen zu treffen, die die Blutzuckerkontrolle und die allgemeine Gesundheit fördern, wenn die Regale voll sind mit süßen Köstlichkeiten, zuckerhaltigen Snacks und Fertiggerichten. Allerdings kann der Lebensmitteleinkauf mit ein wenig Vorbereitung, Bewusstsein und Information ein wirksames Instrument zur Stärkung und Kontrolle von Diabetes sein.

Schaffung einer diabetes freundlichen Speisekammer

Eine gut gefüllte Speisekammer mit gesunden Lebensmitteln, die die Blutzuckerkontrolle und das allgemeine Wohlbefinden fördern, ist einer der ersten Schritte beim Lebensmitteleinkauf für Menschen mit Typ-2-Diabetes. Durch die Bevorratung einer Reihe nährstoffreicher Grundnahrungsmittel können Menschen sicherstellen, dass sie immer über die Dinge verfügen, die sie für die Zubereitung ausgewogener Diabetes, diabetes freundlicher Mahlzeiten und Snacks benötigen.

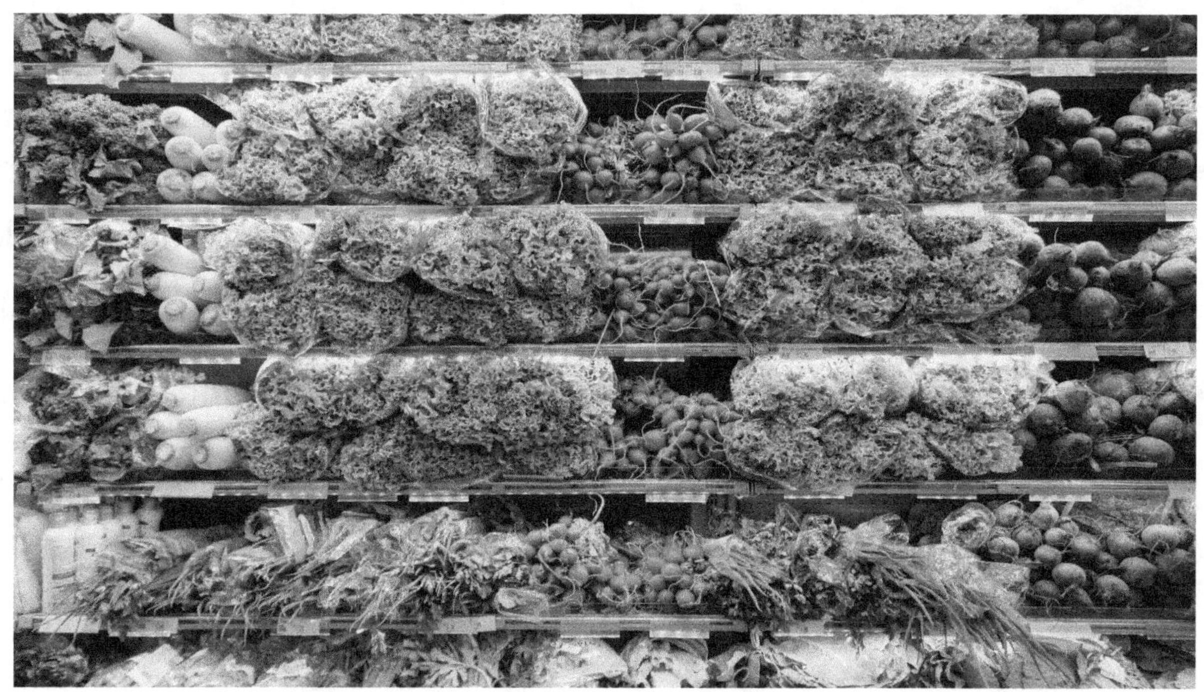

Zu den Grundvoraussetzungen für eine diabetikerfreundliche Speisekammer gehören:

1. Vollkorn: Wählen Sie Vollkorn anstelle von raffiniertem Getreide, da es mehr Ballaststoffe und Mineralien enthält und eine mildere Wirkung auf den Blutzuckerspiegel hat. Beispiele für Vollkornprodukte sind brauner Reis, Quinoa, Gerste, Hafer und Vollkornnudeln.

2. Hülsenfrüchte: Vollgepackt mit Ballaststoffen, komplexen Kohlenhydraten und Eiweiß sind Bohnen, Linsen, Kichererbsen und andere Hülsenfrüchte eine gute Wahl für Lebensmittel. Neben der Förderung des Sättigungsgefühls und der Regulierung des Blutzuckerspiegels steigern Hülsenfrüchte auch die allgemeine Gesundheit und das Wohlbefinden.

3. Gesunde Fette: Entscheiden Sie sich für herzgesunde Fette, die reich an Omega-3-Fettsäuren sind und entzündungshemmende Eigenschaften haben, wie zum Beispiel Nüsse, Samen, Avocadoöl, Olivenöl und fetter Fisch. Die Einbeziehung herzgesunder Fette in Mahlzeiten und Snacks kann dabei helfen, den Blutzuckerspiegel zu kontrollieren und das Herz zu stärken.

4. Obst und Gemüse: Verzehren Sie eine große Auswahl an kräftigen Obst- und Gemüsesorten, da diese eine hervorragende Quelle für Ballaststoffe, Vitamine, Mineralien und Antioxidantien sind. Versuchen Sie, eine Auswahl an Obst und Gemüse zu essen: Wählen Sie konservierte, gefrorene oder frische Produkte ohne Zuckerzusatz oder Soßen.

5. Magere Proteine: Wählen Sie magere Proteinquellen, die reich an Nährstoffen sind und die Muskel Gesundheit und Sättigung fördern, wie z. B. Fisch, Huhn, Tofu, Tempeh, Eier und fettarme Milchprodukte. Proteinreiche Lebensmittel können dabei helfen, den Blutzuckerspiegel zu regulieren und die allgemeine Gesundheit und das Wohlbefinden zu verbessern, wenn sie in Mahlzeiten und Snacks enthalten sind.

6. Kräuter und Gewürze: Verwenden Sie Gewürze und Kräuter wie Kreuzkümmel, Kurkuma, Zimt, Ingwer und Knoblauch, um den Geschmack Ihrer Speisen zu verbessern, ohne zusätzliche Kalorien, Salz oder Zucker hinzuzufügen. Versuchen Sie, mit verschiedenen Kräutern und Gewürzen zu experimentieren, um köstliche, körpernahe Lebensmittel zuzubereiten, die für Menschen mit Diabetes geeignet sind.

Sie können sicherstellen, dass Sie immer die Zutaten für ausgewogene, diabetes freundliche Mahlzeiten und Snacks zur Hand haben, die die Blutzuckerkontrolle und die allgemeine Gesundheit fördern, indem Sie Ihre Speisekammer mit diesen gesunden Grundnahrungsmitteln füllen.

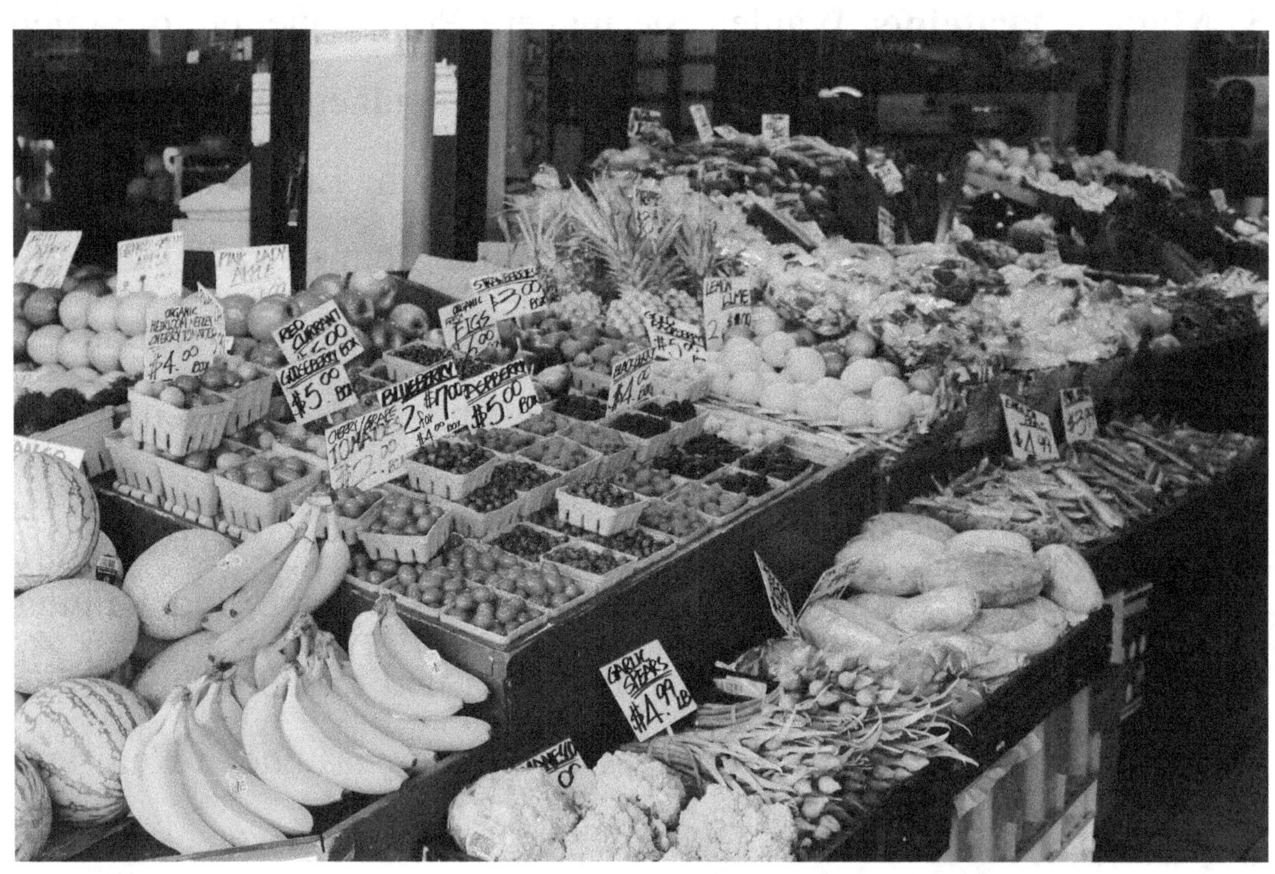

Intelligente Lebensmittelwahl zur Kontrolle des Blutzuckers

Beim Lebensmitteleinkauf ist für Menschen mit Typ-2-Diabetes eine kluge Lebensmittelauswahl von entscheidender Bedeutung, um den Blutzuckerspiegel zu kontrollieren und die allgemeine Gesundheit und das Wohlbefinden zu verbessern. Eine ausgewogene, diabetes freundliche Ernährung, die die Blutzuckerkontrolle fördert und den Menschen die Möglichkeit gibt, die Verantwortung für ihre Gesundheit zu übernehmen, kann durch den Schwerpunkt auf nährstoffreiche Lebensmittel, die wenig zugesetzten Zucker, verarbeitete Kohlenhydrate und schädliche Fette enthalten, geschaffen werden.

Berücksichtigen Sie bei der Wahl einer gesunden Ernährung bei Typ-2-Diabetes die folgenden wichtigen Überlegungen:

1. Wählen Sie vollwertige, minimal verarbeitete Lebensmittel: Mageres Eiweiß, Obst, Gemüse, Vollkornprodukte, Hülsenfrüchte, Nüsse und Samen sind Beispiele für vollständige, minimal verarbeitete Lebensmittel. Im Vergleich zu verarbeiteten Mahlzeiten enthalten diese Lebensmittel mehr Ballaststoffe, Antioxidantien und andere Nährstoffe und haben einen moderaten Einfluss auf den Blutzuckerspiegel.

2. Beschränken Sie zugesetzten Zucker und raffinierte Kohlenhydrate: Halten Sie Ausschau nach versteckten Quellen dieser Stoffe in Getränken, Snacks, abgepackten Mahlzeiten und Soßen. Lesen Sie die Lebensmitteletiketten sorgfältig durch und wählen Sie diejenigen mit der geringsten Menge an raffinierten Kohlenhydraten und zugesetztem Zucker.

3. Betonen Sie ballaststoffreiche Lebensmittel: Stellen Sie sicher, dass Ihre Ernährung viele ballaststoffreiche Lebensmittel wie Obst, Gemüse, Vollkornprodukte, Hülsenfrüchte und Nüsse enthält. Ballaststoffe unterstützen nicht nur die Gesundheit des Verdauungssystems und fördern das Sättigungsgefühl, sondern verlangsamen auch die Zuckeraufnahme durch den Blutkreislauf.

4. Machen Sie magere Proteine zu einer Priorität, indem Sie Lebensmittel wie Fisch, Huhn, Tofu, Tempeh, Eier und fettarme Milchprodukte auswählen. Protein unterstützt das Muskelwachstum und die Muskelreparatur, senkt den Blutzuckerspiegel und steigert das Sättigungsgefühl.

5. Fügen Sie zu Ihrer Ernährung herz gesunde Fette hinzu: Fügen Sie Ihrer Ernährung herz gesunde Fette aus Nüssen, Samen, Avocadoöl, Olivenöl und fetten Meeresfrüchten hinzu. Gute Fette fördern die Herz-Kreislauf-Gesundheit, senken Entzündungen und gleichen den Blutzuckerspiegel aus.

6. Berücksichtigen Sie die Portionsgrößen: Der Verzehr großer Nahrungsmengen kann zu einem Anstieg des Blutzuckerspiegels und einer Gewichtszunahme führen. Seien Sie daher vorsichtig bei der Portionsgröße und vermeiden Sie es, zu viel zu genießen. Reduzieren Sie die Größe Ihres Geschirrs, Ihrer Teller und Utensilien, damit Sie weniger essen und nicht zu viel essen.

Menschen mit Typ-2-Diabetes können eine ausgewogene, diabetes freundliche Ernährung entwerfen, die ihnen die Möglichkeit gibt, die Verantwortung für ihre Gesundheit und ihr Wohlbefinden zu übernehmen, indem sie ihre Mahlzeiten mit Bedacht auswählen und nährstoffreichen Lebensmitteln Vorrang geben, die die Blutzuckerkontrolle und die allgemeine Gesundheit fördern.

Kapitel drei

14-Tage-Speiseplan

Den Weg zu einer besseren Gesundheit und Blutzuckerkontrolle einzuschlagen, kann einschüchternd sein, insbesondere für diejenigen, die gerade erst die Diagnose Typ-2-Diabetes erhalten haben.

Bevor Sie sich mit dem Essensplan selbst befassen, ist es wichtig, die Designideen zu verstehen. Die Eckpfeiler unseres 14-tägigen Speiseplans sind Blutzucker Stabilität, Portionskontrolle und ausgewogene Ernährung. Jede Mahlzeit und jeder Snack wird sorgfältig zubereitet, um eine Mischung aus gesunden Fetten, Proteinen und Kohlenhydraten zu liefern, die Blutzuckerspitzen und -abfälle verhindern und gleichzeitig Sättigung und Genuss fördert.

Empfehlungen zur Einhaltung des Essensplans

Die Befolgung unseres 14-Tage-Speiseplans bietet zwar einen Leitfaden für gesunde Ernährung und Blutzuckerkontrolle, es ist jedoch wichtig zu bedenken, dass jeder Mensch unterschiedliche

Anforderungen und Geschmäcker hat. Sie können den Speiseplan gerne an Ihre Ernährungsbedürfnisse, Ihren Lebensstil und Ihre Geschmackspräferenzen anpassen. Achten Sie außerdem auf die Portionsgrößen und passen Sie Ihre Aufnahme an Ihren Stoffwechsel Bedarf, den Grad Ihrer körperlichen Aktivität und Ihre Gewichtskontrolle an.

Bei der Einhaltung des Speiseplans sollten folgende Regeln beachtet werden:

1. Portionskontrolle: Achten Sie auf die Portionsgrößen und vermeiden Sie es, zu viel zu essen, da der Verzehr großer Mengen an Lebensmitteln zu einem Anstieg des Blutzuckerspiegels und einer Gewichtszunahme führen kann. Reduzieren Sie die Größe Ihres Geschirrs, Ihrer Teller und Utensilien, damit Sie weniger essen und nicht zu viel essen.

2. Balancieren Sie Ihren Teller: Um die Blutzucker Stabilität, das Sättigungsgefühl und die allgemeine Gesundheit zu unterstützen, stellen Sie sicher, dass jede Mahlzeit und jeder Snack eine angemessene Menge an Kohlenhydraten, Proteinen und gesunden Fetten enthält. Legen Sie auf die Hälfte Ihres Tellers Gemüse ohne Stärke, auf ein Viertel mageres Eiweiß und auf das andere Viertel Vollkornprodukte oder stärkehaltiges Gemüse.

3. Überprüfen Sie Ihren Blutzuckerspiegel: Beobachten Sie Ihren Blutzuckerspiegel den ganzen Tag über regelmäßig, um zu sehen, wie sich verschiedene Mahlzeiten und Lebensmittel darauf auswirken. Um eine optimale Blutzuckerkontrolle zu erreichen, nutzen Sie diese Informationen, um Ihren Lebensstil, Ihre Medikamente und Ihre Ernährung nach Bedarf zu ändern.

4. Bleiben Sie hydriert: Um die allgemeine Gesundheit und das Wohlbefinden aufrechtzuerhalten und ausreichend Flüssigkeit zu sich zu nehmen, trinken Sie über den Tag verteilt viel Wasser. Trinken Sie jeden Tag mindestens acht Gläser Wasser und meiden Sie zuckerhaltige Getränke und zu viel Koffein, da diese zu Blutzuckerschwankungen und Dehydrierung führen können.

5. Seien Sie konsequent: Um den Blutzuckerspiegel stabil zu halten und Hunger und Heißhungerattacken vorzubeugen, sollten Sie versuchen, über den Tag verteilt in regelmäßigen Abständen Mahlzeiten und Snacks zu sich zu nehmen. Drei ausgewogene Mahlzeiten und zwei bis drei Snacks in regelmäßigen Abständen sollten das Ziel sein.

Woche 1

Tag 1

- ➤ **Frühstück:** Joghurt Parfait aus griechischem Joghurt, garniert mit Mandeln, Beeren und darüber geträufelt Honig.
- ➤ **Mittagessen:** Quinoa-Salat mit luft gebratenem Hähnchen
- ➤ **Abendessen:** Luft Gebratener Lachs mit Rosenkohl und Quinoa
- ➤ **Snack:** Apfelscheiben mit Mandelbutter.

Tag 2

- ➤ **Frühstück:** Ein Feta-Spinat-Omelett, serviert mit Toast aus nahrhaften Körnern.
- ➤ **Mittagessen:** Truthahn-Avocado-Wrap
- ➤ **Abendessen:** Luft Frittiertes Puten-Chili
- ➤ **Snack:** Karottenstifte mit Hummus.

Tag 3

- ➤ **Frühstück:** Bananenscheiben, Walnüsse und eine Prise Ahornsirup über Haferflocken.
- ➤ **Mittagessen:** Luft Frittiertes Gemüse-Panini
- ➤ **Abendessen:** Luft Gebratene Hähnchenbrust mit Süßkartoffeln und Brokkoli
- ➤ **Snack:** Griechischer Joghurt mit geschnittenen Erdbeeren und einer Prise Müsli.

Tag 4

- ➤ **Frühstück:** Pfannkuchen aus Vollkornprodukten, kombiniert mit griechischem Joghurt und frischen Beeren.
- ➤ **Mittagessen:** Linsensuppe mit gemischtem Blattsalat
- ➤ **Abendessen:** Luft Gebratener Tofu mit gemischtem Gemüse und braunem Reis
- ➤ **Snack:** Hüttenkäse mit Ananasstücken.

Tag 5

- ➤ **Frühstück:** Rührei Gemüse und Käse serviert auf einem englischen Muffin aus gesundem Getreide.

➤ **Mittagessen:** Thunfischsalat-Salat-Wraps

➤ **Abendessen:** Luft Gebratener Kabeljau mit Quinoa-Pilaf und Spargel

➤ **Snack:** Gemischte Nüsse und Trockenfrüchte.

Tag 6

➤ **Frühstück:** Vollkorn-Toast mit Avocado-Smash und pochiertem Ei.

➤ **Mittagessen:** Chicken Caesar Salad

➤ **Abendessen:** Luft Gebratene Puten Fleischbällchen mit Zucchininudeln

➤ **Snack:** Selleriestangen mit Erdnussbutter.

Tag 7

➤ **Frühstück:** Smoothie-Bowl mit Spinat, Bananen, Beeren, griechischem Joghurt und Mandelbutter.

➤ **Mittagessen:** Luft Frittiertes Gemüsepfanne mit Tofu und braunem Reis

➤ **Abendessen:** Luft Frittierte Garnelen Spieße mit Quinoa-Taboulé und gerösteten Karotten

> **Snack:** Edamame mit Meersalz.

Woche 2

Tag 8

> **Frühstück:** Vollkornwaffeln mit frischem Obst und griechischem Joghurt.

> **Mittagessen:** Caprese-Salat mit luft gebratenem Hähnchen

> **Abendessen:** Luft Gebackener Spaghettikürbis mit Marinara und Putenfleischbällchen

> **Snack:** Bananenscheiben mit Mandelbutter auf Reiskuchen.

Tag 9

> **Frühstück:** Frühstücks-Burrito mit Rührei, schwarzen Bohnen, Avocado und Salsa, eingewickelt in eine Vollkorn-Tortilla.

> **Mittagessen:** Hähnchen- und Gemüse Spiesse

> **Abendessen:** Luft Gebratenes Steak mit Bratkartoffeln und grünen Bohnen

➤**Snack:** Hüttenkäse mit geschnittenen Pfirsichen.

Tag 10

➤**Frühstück:** Mandelmilch, gemischte Beeren und Chiasamen für Overnight Oats.

➤**Mittagessen:** Truthahn-Cranberry-Sandwich

➤**Abendessen:** Luft Gebratene Hähnchenbrust mit Wurzelgemüse und Wildreis

➤**Snack:** Apfelscheiben mit Zimt.

Tag 11

➤**Frühstück:** Gemüse-Käse-Frittata mit Vollkorntoast.

➤**Mittagessen:** Salat mit schwarzen Bohnen und Mais

➤**Abendessen:** Luft Gebratener Zitronen-Kräuter-Lachs mit Quinoa-Pilaf und Brokkoli

➤**Snack:** Griechischer Joghurt mit Honig und Müsli.

Tag 12

- ➤ **Frühstück:** Smoothie aus Bananen, Ananas, Kokos, Wasser, Grünkohl und Spinat.
- ➤ **Mittagessen:** Mediterraner Salat
- ➤ **Abendessen:** Luft Frittierte Gemüse- und Tofu-Spieße mit Couscous
- ➤ **Snack:** Studentenfutter mit Nüssen, Samen und Trockenfrüchten.

Tag 13

- ➤ **Frühstück:** Geschnittene Erdbeeren mit Mandelbutter auf Vollkornbrot.
- ➤ **Mittagessen:** Linsen- und Gemüsesuppe
- ➤ **Abendessen:** Luft Frittierte gefüllte Paprika mit gemahlenem Truthahn, Quinoa und schwarzen Bohnen
- ➤ **Snack:** Griechischer Joghurt mit gemischten Beeren.

Tag 14

- ➤ **Frühstück:** Bananen-Walnuss-Haferflocken mit einer Prise Zimt.

➢**Mittagessen:** Truthahn-Avocado-Wrap

➢**Abendessen:** Luft Gebratener Tilapia mit geröstetem Gemüse und braunem Reis

➢**Snack:** Karottenstifte mit Hummus.

Durch die Einhaltung dieses 14-tägigen Ernährungsplans können Sie den Faktor des Ratens aus dem Prozess der Essensplanung eliminieren und Ihre Ziele zur Kontrolle des Blutzuckerspiegels, zur Gewichtskontrolle und zur Verbesserung Ihrer allgemeinen Gesundheit unterstützen. Denken Sie daran, dass der Speiseplan an Ihre Geschmackspräferenzen, Ernährungseinschränkungen und Ihren Lebensstil angepasst werden sollte und dass Sie auf die Größe Ihrer Portionen achten sollten und Ihren Blutzuckerspiegel im Laufe des Tages. Selbst wenn bei Ihnen Diabetes diagnostiziert wurde, können Sie Ihre Gesundheit und Ihr Wohlbefinden in die Hand nehmen, wenn Sie einen Lebensstil und eine Ernährung wählen, die sowohl diabetikerfreundlich als auch ausgewogen sind.

Kapitel Vier

Diabetes Freundliche Frühstücksrezepte

Tag 1

Joghurt Parfait aus griechischem Joghurt, garniert mit Mandeln, Beeren und darüber geträufelt Honig.

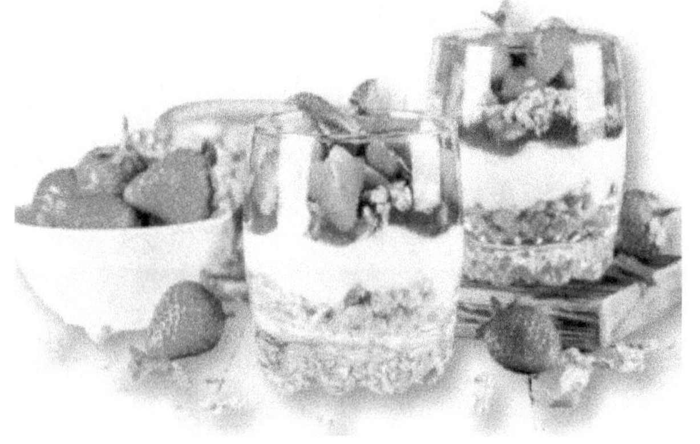

Zutaten

- Joghurt mit griechischem Geschmack
- Das Beeren Sortiment umfasst unter anderem Erdbeeren, Blaubeeren und Himbeeren
- Geschnittene oder gehackte Mandeln
- Honig

Vorbereitungszeit: Ein halbe Stunde

Serviergröße: Eine Portion

Verarbeitungs methode

1. Ordnen Sie zunächst griechischen Joghurt schichtweise in einem Glas oder einer Schüssel an.

2. Einige gemischte Beeren auf dem Joghurt verteilen.

3. Mandeln können gewürfelt oder in Scheiben geschnitten und über die Früchte gestreut werden.

4. Für die Süße etwas Honig darüber träufeln.

5. Jetzt genießen und servieren!

Nährwert

Die Mandeln und der griechische Joghurt in dieser Mahlzeit sind großartige Quellen für gesunde Fette und Eiweiß.

Beeren liefern eine gesunde Portion Ballaststoffe und Antioxidantien, während Honig auf natürliche Weise für einen Hauch von Süße sorgt.

Die Nährwertangaben für diese Mahlzeit bestehen normalerweise aus 250–300 Kalorien, 15–20 Gramm Protein, 10–15 Gramm Fett und 20–25 Gramm Kohlenhydraten, die genauen Marken und Portionsgrößen können jedoch unterschiedliche Werte haben.

Tag 2

Pfannkuchen aus Vollkornprodukten, kombiniert mit griechischem Joghurt und frischen Beeren.

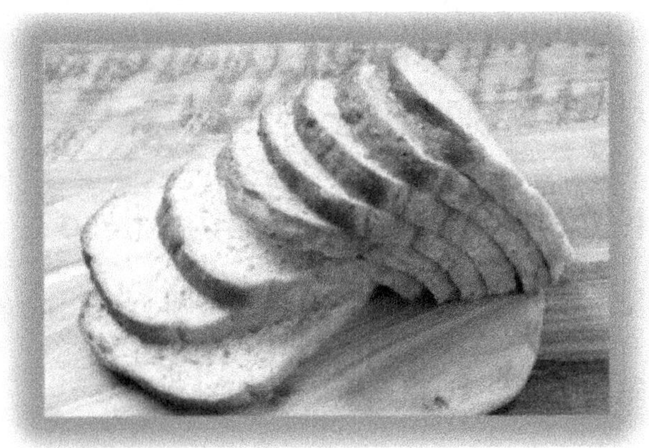

Zutaten

- ➢ Eier
- ➢ Frischer Spinat
- ➢ Feta Käse
- ➢ Weizenvollkornbrot
- ➢ Kochspray oder Olivenöl
- ➢ Zum Abschmecken Salz und Pfeffer hinzufügen.

➢ Ein einzelnes Omelett und ein oder zwei Stücke Vollkornbrot.

Vorbereitungszeit: Ein halbe Stunde

Verarbeitungs methode

1. Eier, Salz und Pfeffer in einer Schüssel gründlich verquirlen

2. In einer Bratpfanne bei mittlerer Hitze etwas Olivenöl oder Kochspray erwärmen.

3. Den frischen Spinat in der Pfanne kochen, bis er zusammenfällt.

4. Über den Spinat in der Pfanne die verquirlten Eier gießen.

5. Eine Seite des Omeletts mit zerbröseltem Feta-Käse belegen.

6. Wenn die Eier fest sind, drehen Sie das Omelett in zwei Hälften und kochen Sie weiter, bis beide Seiten goldbraun sind.

7. Vollkornbrot sollte leicht goldbraun geröstet sein.

8. Begleiten Sie das Omelett mit Vollkornbrot.

Nährwert

Diese Mahlzeit bietet ein ausgewogenes Verhältnis von Proteinen, Kohlenhydraten und Fetten.

Feta-Käse sorgt für Geschmack und Cremigkeit, während Spinat Vitamine und Mineralien enthält.

Obwohl sich die Nährwerte ändern können, bestehen sie normalerweise aus etwa 300–350 Kalorien, 15–20 Gramm Protein, 15–20 Gramm Fett und 20–25 Gramm Kohlenhydraten.

Tag 3

Bananenscheiben, Walnüsse und eine Prise Ahornsirup über Haferflocken

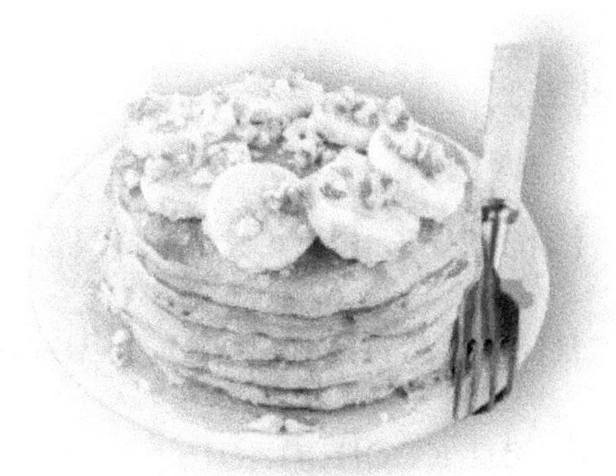

Zutaten

- ➢ Banane
- ➢ Mandeln
- ➢ Sirup aus Ahorn

➤ Wasser, pflanzliche Milch oder Milch

➤ Zimt (nicht erforderlich)

Vorbereitungszeit: Ein halbe Stunde

Serviergröße: Eine Portion

Verarbeitungsmethode

1. Wie auf der Packung angegeben, Haferflocken und Milch oder Wasser in einen Topf geben.

2. Die Haferflocken bei mittlerer Hitze unter häufigem Rühren kochen, bis sie weich und cremig sind.

3. Eine reife Banane in Scheiben schneiden und mit den gekochten Haferflocken vermischen.

4. Walnüsse zubereiten und umrühren, um mehr Konsistenz und Knusprigkeit zu erzielen.

5. Für die Süße mit Ahornsirup beträufeln und nach Belieben mit Zimt bestreuen.

6. Genießen Sie es, solange es heiß ist!

Nährwert

Die Banane und der Hafer in dieser Mahlzeit sind reich an Ballaststoffen, während die Walnüsse gute Fette liefern.

Für die natürliche Süße sorgt Ahornsirup, für den Geschmack sorgt Zimt, ohne unnötige Kalorien hinzuzufügen.

Die Nährwerte können sich ändern, normalerweise bestehen

sie jedoch aus etwa 300–350 Kalorien, 8–10 Gramm Protein, 10–15 Gramm Fett und 40–45 Gramm Kohlenhydraten.

Tag 4

Pfannkuchen aus Vollkornprodukten, kombiniert mit griechischem Joghurt und frischen Beeren.

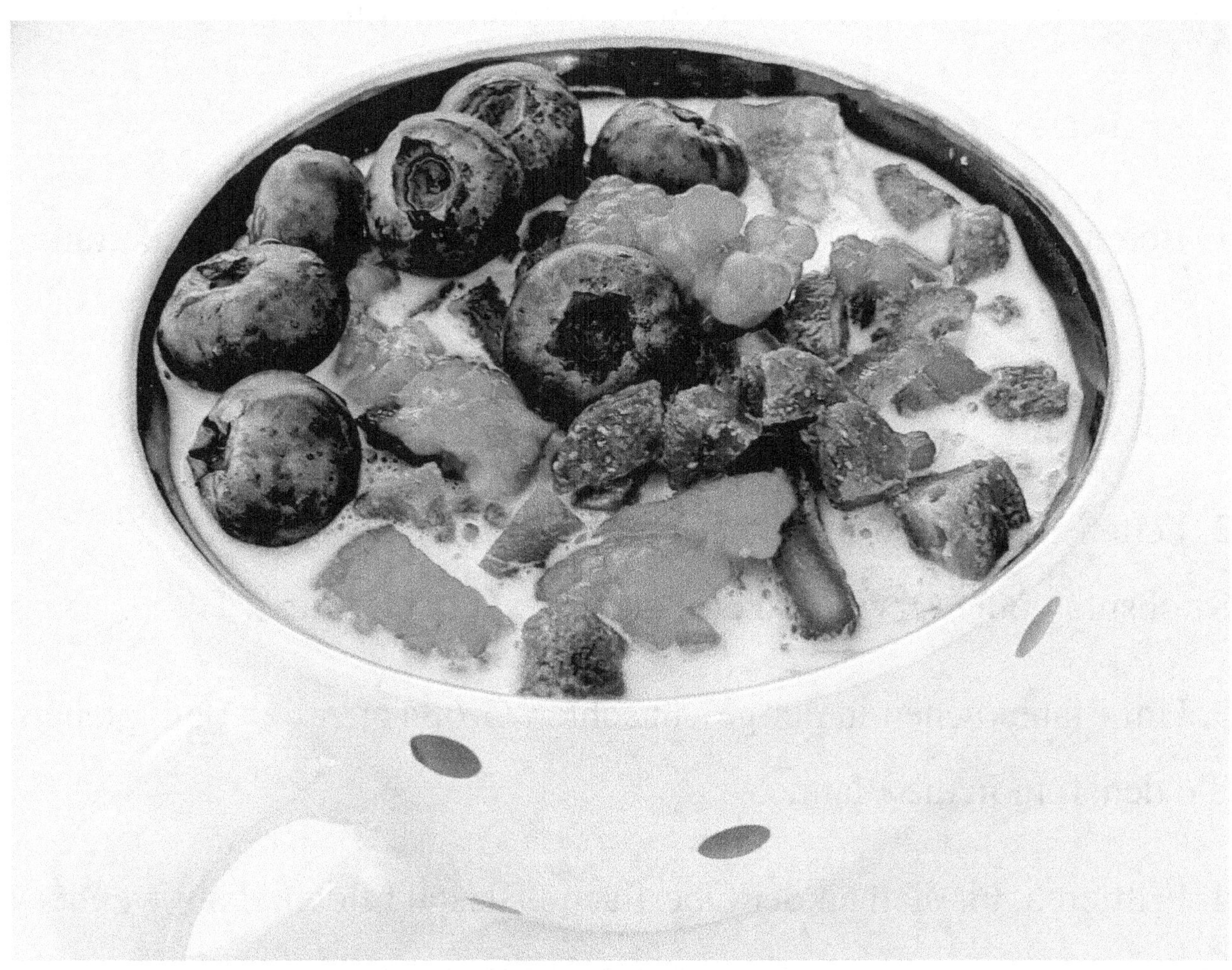

Zutaten

- Pfannkuchenmischung mit Vollkornprodukten
- Beeren der Saison, wie Erdbeeren, Blaubeeren und Himbeeren
- Joghurt mit griechischem Geschmack
- Ahornsirup (nicht erforderlich)

Vorbereitungszeit: Fünfzehn Minuten

Serviergröße: zwei bis drei Pfannkuchen mit Belag

Verarbeitungsmethode

1. Bereiten Sie den Vollkorn-Pfannkuchenteig gemäß der Anleitung zu

 der Karton.

2. Fetten Sie eine beschichtete Pfanne oder Grillplatte mit Kochspray oder Öl ein und erhitzen Sie sie bei mittlerer Hitze.

3. Um Pfannkuchen in der gewünschten Größe zuzubereiten, gießen Sie den Teig in die Pfanne.

4. Frittieren, bis sich an der Oberfläche Blasen bilden, dann wenden und weiterbraten, bis beide Seiten goldbraun sind.

5. Pfannkuchen mit frischen Beeren und einem Klecks griechischem Joghurt darüber servieren.

6. Nach Belieben mit Ahornsirup beträufeln.

7. Genießen Sie es, solange es noch warm ist!

Nährwert

Vollkornpfannkuchen liefern nicht nur Eiweiß und Cremigkeit, sondern liefern auch komplexe Kohlenhydrate, die Ihnen Energie für den ganzen Tag liefern.

Frische Beeren sind ein gesunder Belag, da sie reich an Ballaststoffen und Antioxidantien sind.

Die Nährstoffgehalte können sich ändern, normalerweise bestehen sie jedoch aus etwa 300–350 Kalorien, 10–15 Gramm Protein, 5–10 Gramm Fett und 40–45 Gramm Kohlenhydraten

Tag 5

Rühr Gemüse und Käse serviert auf einem englischen Muffin aus gesundem Getreide

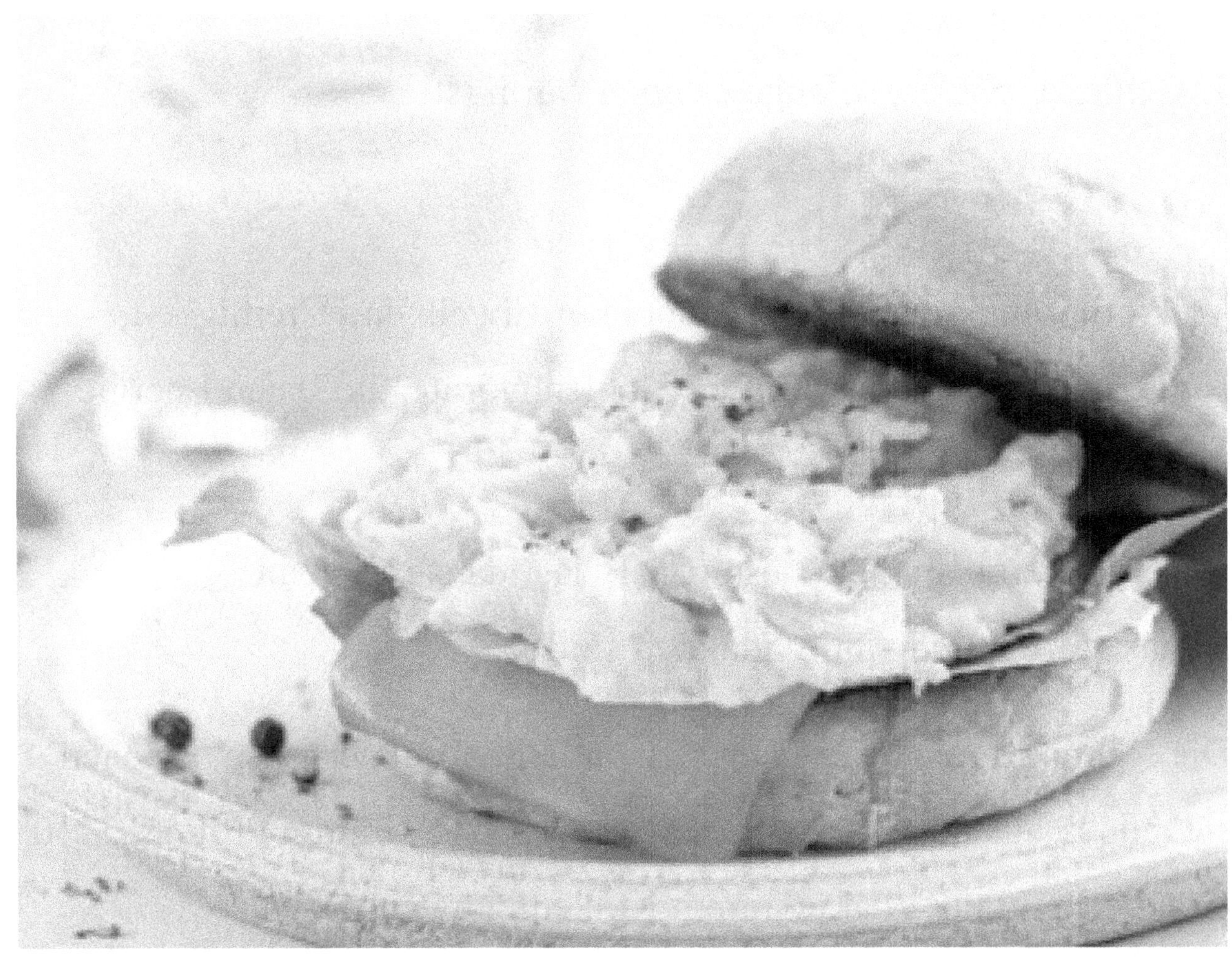

Zutaten

- ➤ Eier

- ➤ Verschiedene Gemüsesorten, darunter Spinat, Zwiebeln und Paprika

- ➤ Käse, einschließlich Ziegenkäse, Feta und Cheddar

➢ Englische Muffins aus Vollkornprodukten

➢ Kochspray oder Olivenöl

➢ Zum Abschmecken Salz und Pfeffer hinzufügen.

Vorbereitungszeit: Ein halbe Stunde

Serviergröße: Eine Portion

Verarbeitungs methode

1. In einer Bratpfanne bei mittlerer Hitze etwas Olivenöl oder Kochspray erwärmen.

2. Wenn das gemischte Gemüse weich ist, geben Sie es in die Pfanne und braten Sie es an.

3. Eier, Salz und Pfeffer in einer Schüssel verquirlen.

4. Gießen Sie die verquirlten Eier über die Pfanne mit sautiertem Gemüse.

5. Wenn die Eier gerührt und richtig gegart sind

Konsistenz erreichen, vorsichtig umrühren.

6. Den Käse über das Rührei streuen und rühren, bis er schmilzt und cremig wird.

7. Ein englischer Vollkornmuffin sollte leicht gelb geröstet werden.

8. Präsentieren Sie das Käse-Gemüse-Rührei neben einem getoasteten englischen Muffin.

Nährwert

Die Eier und der Käse in dieser Mahlzeit sind reich an Eiweiß, während das gemischte Gemüse Vitamine und Mineralien liefert.

Englische Vollkornmuffins liefern Ballaststoffe und komplexe Kohlenhydrate für lang anhaltende Energie.

Obwohl sich die Nährwerte ändern können, bestehen sie normalerweise aus etwa 300–350 Kalorien, 15–20 Gramm Protein, 10–15 Gramm Fett und 25–30 Gramm Kohlenhydraten.

Tag 6

Vollkorn-Toast mit Avocado-Smash und pochiertem Ei

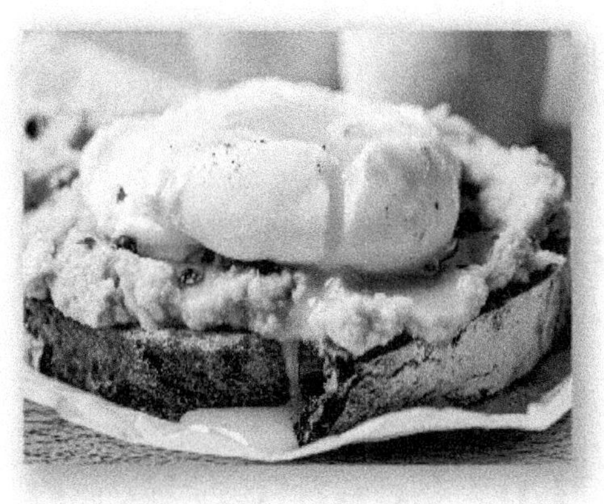

Zutaten

- ➤ Eine reife Avocado
- ➤ Eier
- ➤ Weizenvollkornbrot
- ➤ Zitronensaft
- ➤ Zum Abschmecken Salz und Pfeffer hinzufügen.

Vorbereitungszeit:

Fünfzehn Minuten

Serviergröße: Eine Portion

Verarbeitungs methode

1. Vollkornbrot sollte leicht goldbraun geröstet sein.

2. Machen Sie den Avocado-Smash, indem Sie reife Avocados in einer Schüssel mit Zitronensaft, Salz und Pfeffer zerdrücken, während das Brot toastet.

3. Sobald ein kleiner Topf Wasser zum Kochen gebracht wurde, schlagen Sie die Eier vorsichtig in das Wasser und pochieren Sie sie, bis sie gar sind.

4. Das geröstete Brot mit dem Avocado-Smash belegen.

5. Nehmen Sie die pochierten Eier mit einem Schaumlöffel

aus dem Wasser und legen Sie sie über den Avocado-Smash.

Nährwert

Diese Mahlzeit ist reich an Eiweiß aus Eiern und Avocado, gesunden Fetten aus Avocado und komplexen Kohlenhydraten aus Vollkornbrot.

Avocado ist eine wunderbare Quelle für Vitamine, Mineralien und Ballaststoffe; Pochierte Eier sind eine gute Nährwert Quelle.

Die Nährwerte können sich ändern, normalerweise bestehen sie jedoch aus etwa 300–350 Kalorien, 10–15 Gramm Protein, 15–20 Gramm Fett und 25–30 Gramm Kohlenhydraten.

6. Nach Belieben noch mehr Salz und Pfeffer zum Würzen hinzugeben.

7. Jetzt genießen und servieren!

Tag 7

Smoothie-Bowl mit Spinat, Banane, Beeren, griechischem Joghurt und Mandelbutter

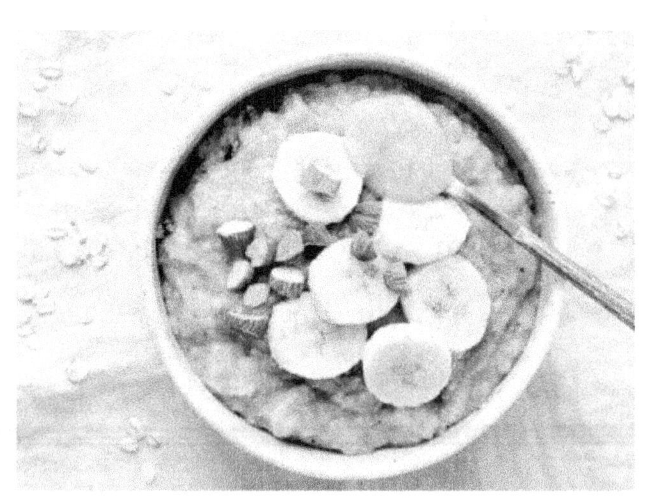

Zutaten

➤ Frischer Spinat

➤ Banane

➤ Das Beeren Sortiment umfasst unter anderem Erdbeeren, Blaubeeren und Himbeeren

➤ Joghurt mit griechischem Geschmack

➤ Butter mit Mandeln

➤ Wasser, pflanzliche Milch oder Milch

➤ Ihre bevorzugten Toppings (z. B. Müsli, geschnittenes Obst, Nüsse oder Samen)

Vorbereitungszeit: 10 Minuten

Serviergröße: Eine Portion

Verarbeitungs methode

1. Frischen Spinat, Banane, gemischte Beeren, Mandel, Butter, griechisches Joghurt und Wasser oder Milch in einem Mixer pürieren.

2. Je nach Bedarf mehr Flüssigkeit hinzufügen, bis die gewünschte Konsistenz erreicht ist, und mixen, bis eine glatte und cremige Konsistenz entsteht.

3. Geben Sie den Smoothie in eine Schüssel und garnieren Sie ihn mit Ihren bevorzugten Zutaten wie Nüssen, Samen, Müsli oder geschnittenen Früchten.

4. Jetzt genießen und servieren!

Nährwert

Diese Mahlzeit ist reich an Eiweiß, Vitaminen, Mineralien und Antioxidantien und besteht aus Spinat, Bananen, Beeren, griechischem Joghurt und Mandelbutter.

Toppings verleihen dieser Smoothie-Bowl mehr Knusprigkeit, Textur und Nährstoffe und machen sie zu einem sättigenden und gesunden Start in den Tag.

Die Nährwerte können sich ändern, normalerweise bestehen sie jedoch aus etwa 300–400 Kalorien, 10–15 Gramm Protein, 10–15 Gramm Fett und 40–50 Gramm Kohlenhydraten.

Tag 8

Vollkornwaffeln mit frischem Obst und griechischem Joghurt.

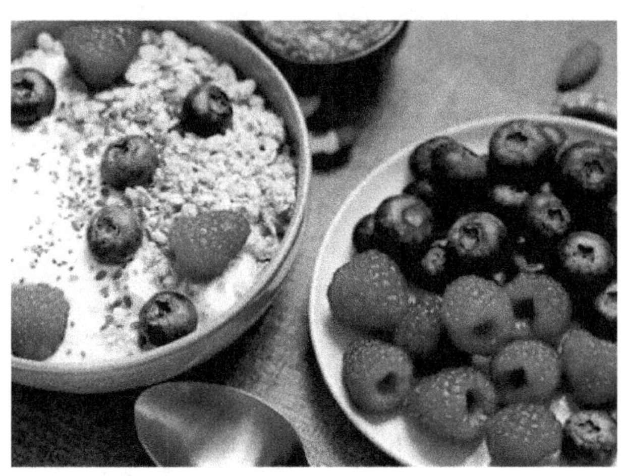

Zutaten

- ➤ Waffelmischung mit Vollkornprodukten
- ➤ Eine Auswahl an frischem Obst, darunter Kiwis, Bananenscheiben und Beeren
- ➤ Joghurt mit griechischem Geschmack

➤ Ahornsirup (nicht erforderlich)

Vorbereitungszeit:

Fünfzehn Minuten

Serviergröße: Eine oder zwei Waffeln mit Belag.

Verarbeitungs methode

1. Bereiten Sie den Vollkorn-Waffelteig gemäß den Anweisungen auf der Packung zu.

2. Waffeleisen sollten erhitzt und leicht geölt oder mit Kochspray bestrichen werden.

3. Den Teig auf ein Waffeleisen geben; knusprig und goldbraun kochen.

4. Während die Waffeln backen, das frische Obst nach Bedarf waschen und in Scheiben schneiden.

5. Wenn die Waffeln fertig sind, servieren Sie sie mit frischem Obst und griechischem Joghurt darüber.

6. Nach Belieben mit Ahornsirup beträufeln.

7. Genießen Sie es, solange es heiß ist!

Nährwert

Aus Vollkornprodukten hergestellte Waffeln liefern komplexe Kohlenhydrate, die das Energieniveau aufrecht erhalten, während griechisches Joghurt Protein und eine cremige Textur liefert.

Diese Mahlzeit ist lecker und gesund, da frisches Obst Vitamine, Mineralien und Antioxidantien liefert.

Die Nährwerte können sich ändern, normalerweise bestehen sie jedoch aus etwa 300–400 Kalorien, 10–15 Gramm Protein, 5–10 Gramm Fett und 40–50 Gramm Kohlenhydraten.

Tag 9

Frühstücks-Burrito mit Rührei, schwarzen Bohnen, Avocado und Salsa, eingewickelt in eine Vollkorn-Tortilla

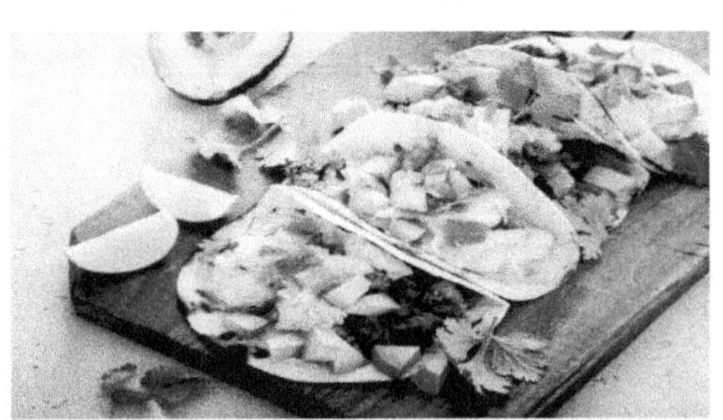

Zutaten

- Eier
- Gekochte oder eingemachte schwarze Bohnen
- Avocado
- Salsa
- Tortilla aus Vollkornprodukten
- Kochspray oder Olivenöl
- Zum Abschmecken Salz und Pfeffer hinzufügen.

Vorbereitungszeit: Ein halbe Stunde

Serviergröße: Ein Burrito

Verarbeitungs methode

1. In einer Bratpfanne bei mittlerer Hitze etwas Olivenöl oder Kochspray erwärmen.

2. Mit Salz und Pfeffer abschmecken und die Eier in der Pfanne weiter rühren, bis sie gar sind.

3. Die schwarzen Bohnen in einem anderen Topf in der Mikrowelle gut erhitzen.

4. Reife Avocados in einer Schüssel mit einer Gabel zerdrücken, bis eine glatte Masse entsteht.

5. Um die Vollkorn-Tortilla geschmeidig und weich zu machen, erhitzen Sie sie in einer Pfanne oder in der Mikrowelle.

6. Salsa, zerdrückte Avocado, schwarze Bohnen und Rührei in die Mitte der Tortilla schichten, um den Frühstücks-Burrito zusammenzustellen.

7. Direkt nach dem Rollen der Tortilla servieren, um den Inhalt aufzufangen.

Nährwert

Eier und schwarze Bohnen liefern viel Protein, während Avocado Ballaststoffe und gesunde Fette hinzugefügt werden.

Salsa sorgt für Geschmack und Wärme, ohne mehr Fett oder Kalorien hinzuzufügen, was dieses Frühstück sättigend und gesund macht.

Obwohl sich die Nährwerte ändern können, bestehen sie normalerweise aus etwa 300–400 Kalorien, 15–20 Gramm Protein, 10–15 Gramm Fett und 30–35 Gramm Kohlenhydraten.

Tag 10

Mandelmilch, gemischte Beeren und Chiasamen für Overnight Oats

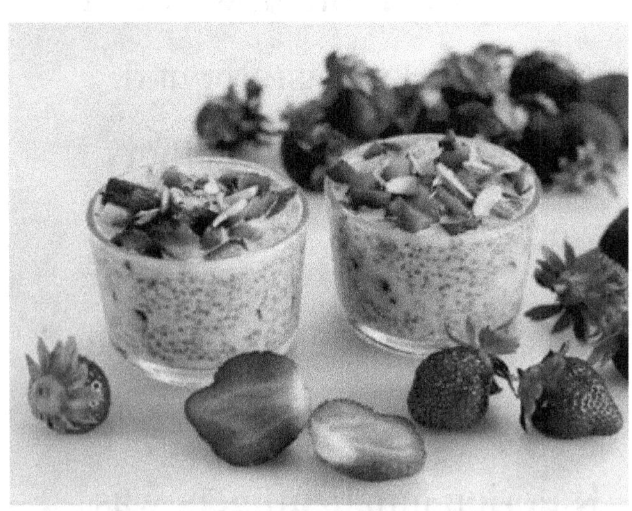

Zutaten

➢ Haferflocken

➢ Mandelmilch oder Sie verwenden eine andere Milchsorte

➢ Chiasamen

➢ Das Beeren Sortiment umfasst unter anderem Erdbeeren, Blaubeeren und Himbeeren.

➢ Honig oder Ahornsirup (optional)

➢ Optionaler Vanilleextrakt

Vorbereitungszeit: 5 Minuten (plus Einweichen über Nacht)

Serviergröße: Eine Portion

Verarbeitungs methode

1. Haferflocken, Mandelmilch, Chiasamen und eine Prise

Vanilleessenz (falls verwendet) sollten alle in einem Behälter oder einer Schüssel vermischt werden.

2. Nachdem Sie alles gut umgerührt haben, decken Sie es ab und lassen Sie es mindestens 4 Stunden, am besten über Nacht, kalt stellen, damit die Haferflocken weich werden und die Flüssigkeit aufnehmen können.

3. Nehmen Sie die Haferflocken morgens aus dem Kühlschrank und schwenken Sie sie gründlich durch.

4. Fügen Sie gemischte Beeren und, falls gewünscht, eine Prise Honig oder Ahornsirup zu den Haferflocken hinzu.

5. Kalt genießen und servieren!

Nährwert

Die Haferflocken und Chiasamen in dieser Mahlzeit sind reich an Ballaststoffen, während die gemischten Beeren Vitamine, Mineralien und Antioxidantien liefern.

Mandelmilch bietet einen Hauch von nussigem Geschmack und Geschmeidigkeit, während Honig oder Ahornsirup auf natürliche Weise süßen.

Die Nährwerte können sich ändern, normalerweise bestehen sie jedoch aus etwa 300–350 Kalorien, 8–10 Gramm Protein, 10–15 Gramm Fett und 40–45 Gramm Kohlenhydraten.

Tag 11

Gemüse-Käse-Frittata mit Vollkorntoast

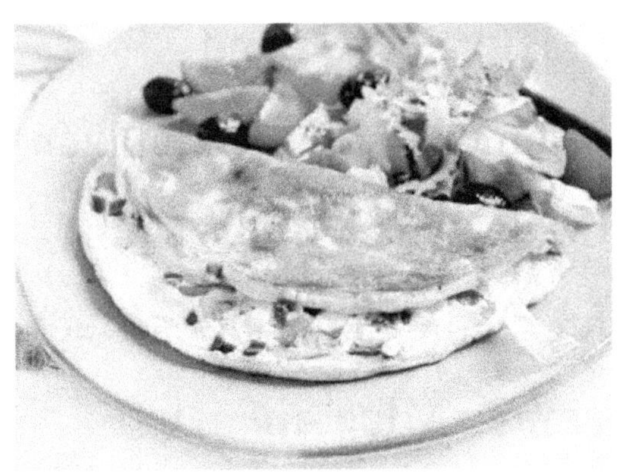

Zutaten

- Eier
- Verschiedene Gemüsesorten, darunter Paprika, Zwiebeln und Pilze
- Käse (wie Mozzarella, Cheddar oder Schweizer)
- Weizenvollkornbrot
- Kochspray oder Olivenöl
- Zum Abschmecken Salz und Pfeffer hinzufügen.

Vorbereitungszeit:

Fünfzehn Minuten

Serviergröße: Eine Portion

Verarbeitungs methode

1. Stellen Sie die Ofentemperatur auf 175 °C/350 °F ein.

2. Eier, Salz und Pfeffer in einer Schüssel verquirlen.

3. In einer ofenfesten Pfanne das Kochspray oder Olivenöl auf mittlere Hitze vorheizen.

4. Wenn das gemischte Gemüse weich ist, geben Sie es in die Pfanne und braten Sie es an.

5. Gießen Sie die verquirlten Eier über die Pfanne mit sautiertem Gemüse.

6. Eier und Gemüse mit Käse belegen.

7. Sobald der Ofen heiß ist, stellen Sie die Pfanne hinein und backen Sie sie 10 bis 12 Minuten lang oder bis die Frittata fest ist und eine goldbraune Farbe hat.

8. Vollkornbrot sollte leicht goldbraun geröstet sein.

9. Frittata-Stücke mit Vollkornbrot servieren.

Nährwert

Die Eier und der Käse in dieser Mahlzeit sind reich an Eiweiß, während das gemischte Gemüse Vitamine und Mineralien liefert.

Vollkorntoast bietet Ballaststoffe und komplexe Kohlenhydrate für lang anhaltende Energie.

Obwohl sich die Nährwerte ändern können, bestehen sie normalerweise aus etwa 300–350 Kalorien, 15–20 Gramm Protein, 10–15 Gramm Fett und 20–25 Gramm Kohlenhydraten.

Tag 12

Smoothie aus Bananen, Ananas, Kokos Wasser, Grünkohl und Spinat

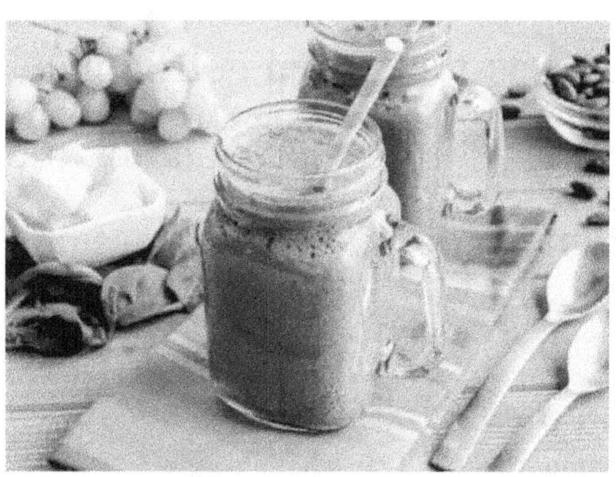

Zutaten

- ➤ Frischer Spinat
- ➤ Grünkohl
- ➤ Banane
- ➤ Ananasstücke, entweder frisch oder gefroren
- ➤ Wasser aus Kokosnüssen
- ➤ Eiswürfel, falls gewünscht

Vorbereitungszeit:

Fünf Minuten

Serviergröße: Eine Portion

Verarbeitungs methode

1. Geben Sie die gefrorenen Ananasstücke, den gefrorenen Spinat, die Grünkohlblätter, die Banane, das Kokoswasser und die Eiswürfel (falls verwendet) in einen Mixer.

2. Nach Bedarf weiteres Kokoswasser hinzufügen, bis die gewünschte Konsistenz erreicht ist, und mixen, bis eine glatte und cremige Konsistenz entsteht.

3. Nachdem Sie den Smoothie in ein Glas gegeben haben, servieren Sie ihn sofort.

Nährwert

Spinat, Grünkohl, Banane und Ananas in diesem Frühstück sind eine großartige Quelle für Vitamine, Mineralien und Antioxidantien.

Dieser Smoothie ist feuchtigkeitsspendend und nährstoffreich, da Kokoswasser ihn auf natürliche Weise süßt, ohne dass Kalorien oder Zucker hinzugefügt werden.

Obwohl sich die Nährwerte ändern können, bestehen sie normalerweise aus 200–250 Kalorien, 3–5 Gramm Protein, 0–5 Gramm Fett und 40–45 Gramm Kohlenhydraten.

Tag 13

Geschnittene Erdbeeren mit Mandelbutter auf Vollkornbrot

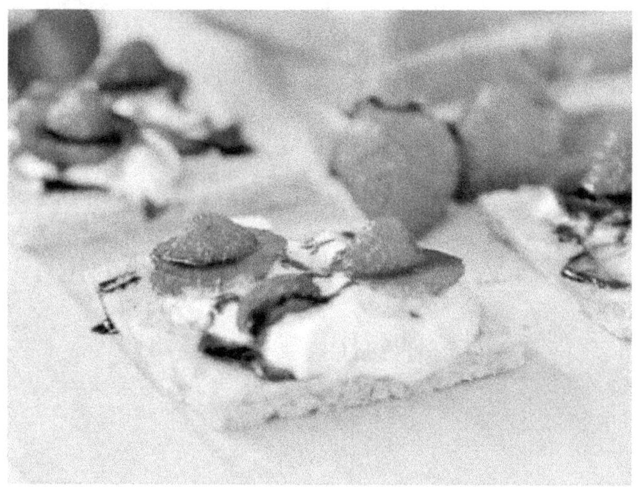

Zutaten

- ➤ Weizenvollkornbrot
- ➤ Butter mit Mandeln
- ➤ Kürzlich geerntete Erdbeeren

Vorbereitungszeit:

Fünf Minuten

Serviergröße: ein oder zwei

Verarbeitungs methode

1. Vollkornbrot sollte leicht goldbraun geröstet sein.

2. Jedes Stück Brot mit einer großzügigen Menge Mandel Butter beträufeln.

3. Frische Erdbeeren in Scheiben schneiden und putzen.

4. Die geschnittenen Erdbeeren auf die Mandelbutter Schicht legen.

5. Jetzt genießen und servieren!

Nährwert

Erdbeeren liefern Vitamine, Mineralien und Antioxidantien, während Mandelbutter Eiweiß, Ballaststoffe und gesunde Fette liefert.

Vollkorntoast bietet Ballaststoffe und komplexe Kohlenhydrate für lang anhaltende Energie.

Die Nährwerte können sich ändern, normalerweise bestehen sie jedoch aus etwa 250–300 Kalorien, 7–10 Gramm Protein, 10–15 Gramm Fett und 25–30 Gramm Kohlenhydraten.

Tag 14

Bananen-Walnuss-Haferflocken mit einer Prise Zimt

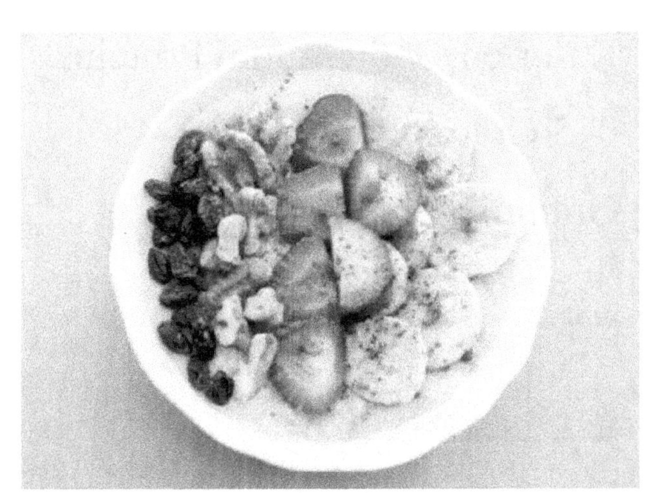

Zutaten

- ➤ Haferflocken
- ➤ Banane
- ➤ Mandeln
- ➤ Zimt Pulver
- ➤ Wasser, pflanzliche Milch oder Milch

➤ Honig oder Ahornsirup (optional)

Vorbereitungszeit: Ein halbe Stunde

Serviergröße: Eine Portion

Verarbeitungs methode

1. Wie auf der Packung angegeben, Haferflocken und Milch oder Wasser in einen Topf geben.

2. Die Haferflocken bei mittlerer Hitze unter häufigem Rühren kochen, bis sie weich und cremig sind.

3. Eine reife Banane in Scheiben schneiden und mit den gekochten Haferflocken vermischen.

4. Walnüsse zubereiten und umrühren, um mehr Konsistenz und Knusprigkeit zu erzielen.

5. Für zusätzlichen Geschmack gemahlenen Zimt darüber streuen.

6. Nach Belieben mit Honig oder Ahornsirup beträufeln.

7. Genießen Sie es, solange es heiß ist!

Nährwert

Die Banane und der Hafer in dieser Mahlzeit sind reich an Ballaststoffen, während die Walnüsse gute Fette liefern.

Gemahlener Zimt verleiht diesen Haferflocken Wärme und Geschmack, ohne zusätzliche Kalorien oder Zucker hinzuzufügen, was sie zu einem sättigenden und gesunden Frühstück macht.

Die Nährstoffgehalte können sich ändern, normalerweise bestehen sie jedoch aus etwa 300–350 Kalorien, 7–10 Gramm Protein, 10–15 Gramm Fett und 40–45 Gramm Kohlenhydraten

Kapitel fünf

Diabetes Freundliche Mittagsrezepte

Tag 1

Quinoa-Salat mit luft gebratenem Hähnchen

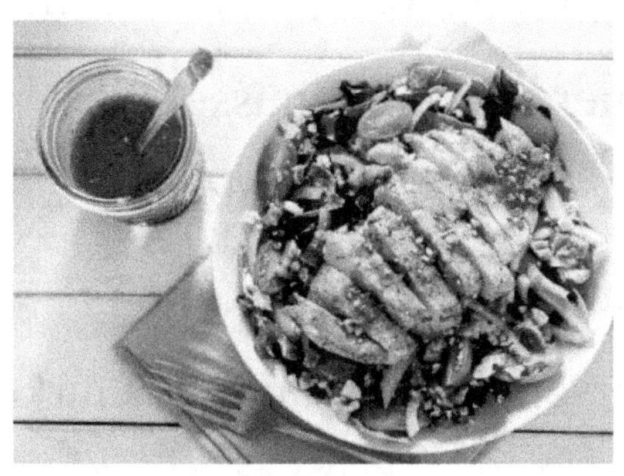

Zutaten

➢ 1 Tasse gekochte Quinoa

➢ 2 Tassen gemischtes Grün

➢ 1 Hähnchenbrust ohne Knochen und Haut

➢ 1 Esslöffel Olivenöl

➢ Salz und Pfeffer nach Geschmack

➢ 1 Teelöffel getrocknete italienische Kräuter

➢ 1 Tasse Kirschtomaten, halbiert

➢1 Gurke, in Scheiben geschnitten

➢2 Esslöffel Balsamico-Vinaigrette

Serviergröße: 1
Vorbereitungszeit: 15 Minuten
Kochzeit: 20 Minuten

Verarbeitungs methode

1. Bereiten Sie das Huhn vor:

Stellen Sie die Temperatur Ihrer Heißluftfritteuse auf 375 °F oder 190 °C ein.

Die Hähnchenbrust mit Olivenöl, Salz, Pfeffer und italienischen Kräutern würzen. Stellen Sie sicher, dass es gleichmäßig beschichtet ist.

Legen Sie die Hähnchenbrust in den Heißluftfritteusen Korb und garen Sie sie 20 Minuten lang. Drehen Sie sie dabei nach der Hälfte der Zeit um, um eine gleichmäßige Garung zu erzielen. Stellen Sie sicher, dass die Innentemperatur 74 °C bzw. 165 °F erreicht hat.

2. Bereiten Sie den Salat vor:

Bereiten Sie den Salat vor, während das Huhn kocht. In einer großen Schüssel die gekochte Quinoa, das gemischte Gemüse, die Kirschtomaten und die Gurke vermischen.

Es ist notwendig, die Komponenten gut zu vermischen.

3. Den Salat zusammenstellen:

Sobald das Hähnchen gar ist, lassen Sie es einige Minuten ruhen und schneiden Sie es dann in Streifen.

Das in Scheiben geschnittene Hähnchenfleisch sollte auf den Salat gelegt werden.

Vor dem Servieren mit Balsamico-Vinaigrette beträufeln.

Nährwert

(ungefähr):

➢Kalorien: 450

➢Protein: 38g

➢Kohlenhydrate: 45 g

➢Fett: 12g

Tag 2

Truthahn-Avocado-W rap

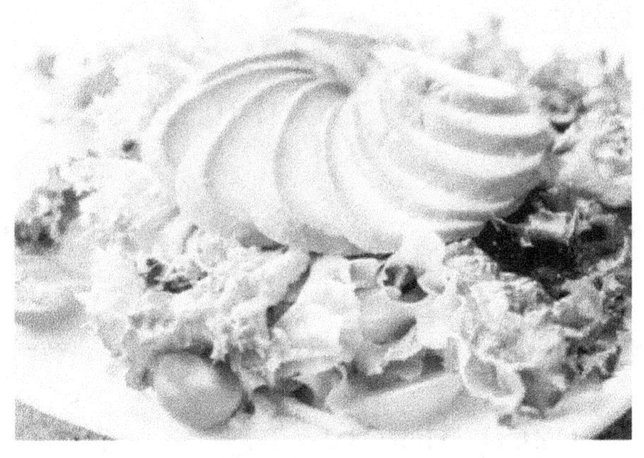

Zutaten

➢1 Vollkorn-Tortilla

➢4 Unzen geschnittene Putenbrust

➢1/2 Avocado, in Scheiben geschnitten

➤1/2 Tasse Salat, zerkleinert

➤1 Tomate, in Scheiben geschnitten

➤Kochspray

Serviergröße: 1

Vorbereitungszeit: 10 Minuten

Kochzeit: 5 Minuten

Verarbeitungs methode

1. Montieren Sie den Wrap:

Legen Sie die Vollkorn-Tortilla flach auf eine saubere Oberfläche.

Die Putenscheiben gleichmäßig auf der Tortilla verteilen.

Die Avocadoscheiben, den geriebenen Salat und die Tomatenscheiben auf den Truthahn legen.

2. Den Wrap aufrollen:

Rollen Sie die Tortilla fest auf und falten Sie dabei die Seiten ein, damit die Füllung nicht herausfällt.

Bei Bedarf sollte der Wickel mit Zahnstochern gesichert werden

3. Den Wrap an der Luft frittieren:

Stellen Sie die Temperatur Ihrer Heißluftfritteuse auf 350 °F oder 175 °C ein.

Sprühen Sie die Folie leicht mit Kochspray ein.

Legen Sie den Wrap in den Heißluftfritteusen Korb und

kochen Sie ihn 3–5 Minuten lang, bis die Tortilla leicht knusprig ist.

Nährwert (ungefähr):

- ➤Kalorien: 350
- ➤Protein: 20g
- ➤Kohlenhydrate: 32g
- ➤Fett: 15g

Tag 3

Luft Frittiertes Gemüse-Panini

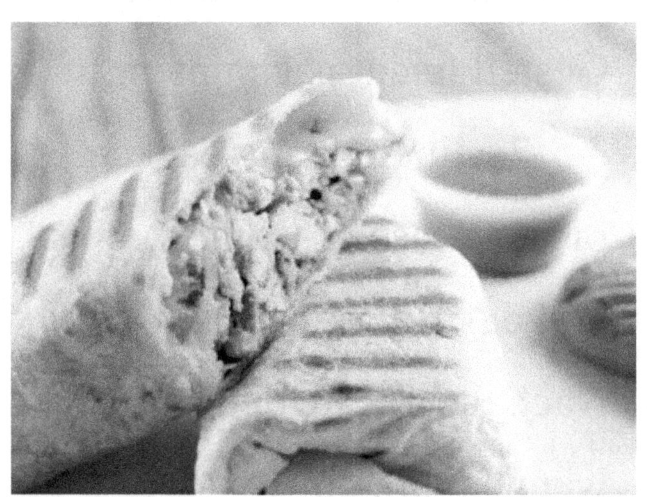

Zutaten

- ➤2 Scheiben Vollkornbrot
- ➤1/2 Tasse gegrilltes Gemüse (Zucchini, Paprika, Aubergine)
- ➤2 Scheiben Mozzarella-Käse
- ➤1 Esslöffel Olivenöl
- ➤Kochspray

Serviergröße: 1

Vorbereitungszeit: 10 Minuten

Kochzeit: 7 Minuten

Verarbeitungsmethode

1. Bereiten Sie das Gemüse vor:

Wenn das Gemüse noch nicht gegrillt ist, schneiden Sie es in Scheiben und vermengen Sie es mit Olivenöl, Salz und Pfeffer.

Stellen Sie die Temperatur Ihrer Heißluftfritteuse auf 375 °F oder 190 °C ein.

Legen Sie das Gemüse in den Heißluftfritteusen Korb und kochen Sie es 10 Minuten lang, bis es weich und leicht verkohlt ist.

2. Panini zusammenbauen:

Das gegrillte Gemüse und den Mozzarella-Käse zwischen die Brotscheiben legen.

Besprühen Sie die Außenseite des Brotes leicht mit Kochspray.

3. Panini an der Luft frittieren:

Stellen Sie die Temperatur Ihrer Heißluftfritteuse auf 375 °F oder 190 °C ein.

Legen Sie das Sandwich in den Korb der Heißluftfritteuse. Drücken Sie das Sandwich bei Bedarf mit einem Gewicht oder einem anderen Heißluftfritteuse Gestell leicht nach unten.

5-7 Minuten lang backen, bis der Käse geschmolzen ist und das Brot knusprig ist. Nach der Hälfte der Zeit wenden, um ein gleichmäßiges Backen zu gewährleisten.

Nährwert (ungefähr):

- ➢Kalorien: 400
- ➢Protein: 18g
- ➢Kohlenhydrate: 45 g
- ➢Fett: 16g

Linsensuppe mit gemischtem Blattsalat

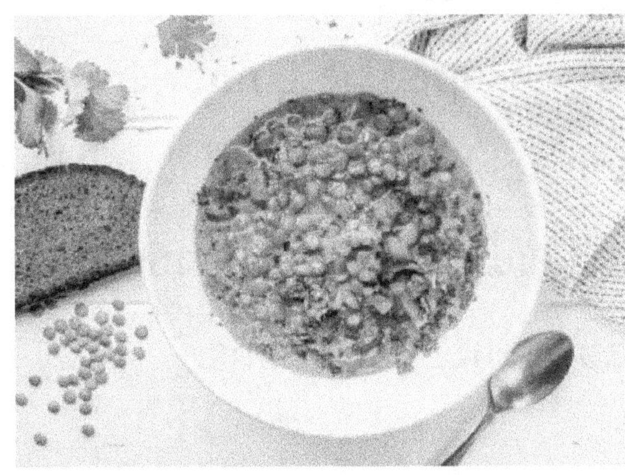

Zutaten

- ➢1 Tasse gekochte Linsen
- ➢2 Tassen Gemüsebrühe
- ➢1/2 Tasse gewürfelte Karotten
- ➢1/2 Tasse gewürfelter Sellerie
- ➢1/2 Tasse gewürfelte Zwiebeln
- ➢2 Tassen gemischtes Grün
- ➢1 Esslöffel Vinaigrette-Dressing
- ➢1 Scheibe Vollkornbrot
- ➢Kochspray

Serviergröße: 1

Vorbereitungszeit: 10 Minuten

Kochzeit: 20 Minuten

Verarbeitungs methode

1. Suppe zubereiten:

In einem mittelgroßen Topf die gekochten Linsen, Gemüsebrühe, Karotten, Sellerie und Zwiebeln vermischen.

Zum Kochen bringen, dann die Hitze reduzieren und 20 Minuten köcheln lassen, bis das Gemüse weich ist.

2. Bereiten Sie den Salat vor:

Während die Suppe köchelt, das Gemischte Gemüse mit dem Vinaigrette-Dressing in eine große Schüssel geben.

3. Machen Sie luft frittierte Croutons:

Stellen Sie die Temperatur Ihrer Heißluftfritteuse auf 375 °F oder 190 °C ein.

Das Vollkornbrot in kleine Würfel schneiden und leicht mit Kochspray einsprühen.

Legen Sie die Brotwürfel in den Heißluftfritteusen Korb und backen Sie sie 5 Minuten lang, bis sie goldbraun und knusprig sind.

4. Servieren:

Servieren Sie die Linsensuppe heiß mit dem gemischten grünen Salat als Beilage und garniert mit Luft gebratenen Croutons.

Nährwert (ungefähr):

➢Kalorien: 300

➤Protein: 18g

➤Kohlenhydrate: 45 g

➤Fett: 8g

Tag 5

Thunfischsalat-Salat-Wraps

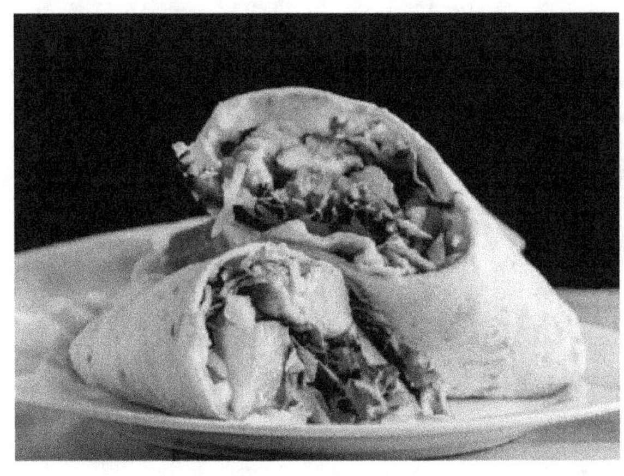

Zutaten

➤1 Dose Thunfisch, abgetropft

➤1 Esslöffel griechischer Joghurt

➤1 Teelöffel Dijon-Senf

➤1/2 Tasse Gurke, gewürfelt

➤1/2 Tasse Kirschtomaten, halbiert

➤4 große Salatblätter

➤Salz und Pfeffer nach Geschmack

Serviergröße: 1

Vorbereitungszeit: 10 Minuten

Kochzeit: Keiner

Verarbeitungsmethode

1. Den Thunfisch Salat zubereiten:

In einer mittelgroßen Schüssel den abgetropften Thunfisch, griechischen

Joghurt, Dijon-Senf, Gurke und Kirschtomaten vermischen.

Nach gründlichem Mischen mit Salz und Pfeffer abschmecken

2. Montieren Sie die Wraps:

Die Thunfischmischung in die Mitte jedes Salatblatts geben.

Falten Sie die Salatblätter um die Thunfisch Mischung, sodass Wraps entstehen.

3. Servieren:

Die Salat-Wraps auf einem Teller anrichten und sofort servieren.

Nährwert (ungefähr):

➢Kalorien: 200

➢Protein: 25g

➢Kohlenhydrate: 10g

➢Fett: 8g

Tag 6

Chicken Caesar Salad

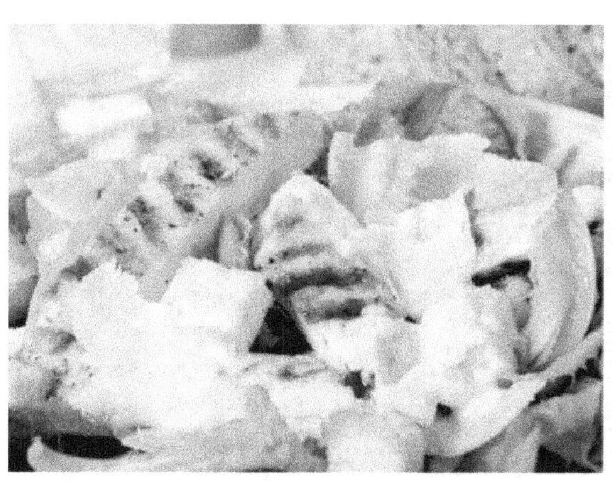

Zutaten

➢2 Tassen Römersalat, gehackt

➢1/4 Tasse geriebener Parmesankäse

➢1/2 Tasse Croutons

➢ 1 Hähnchenbrust ohne Knochen und Haut

➢ 1 Esslöffel Olivenöl

➢ Salz und Pfeffer nach Geschmack

➢ 2 Esslöffel Caesar-Dressing

Serviergröße: 1

Vorbereitungszeit: 10 Minuten

Kochzeit: 20 Minuten

Verarbeitungsmethode

1. Bereiten Sie das Huhn vor:

Stellen Sie die Temperatur Ihrer Heißluftfritteuse auf 375 °F (190 °C) ein.

Zum Würzen der Hähnchenbrust Salz, Pfeffer und Olivenöl verwenden.

Legen Sie das Hähnchen in den Heißluftfritteusen Korb und kochen Sie es 20 Minuten lang, wobei Sie es nach der Hälfte der Zeit wenden. Stellen Sie sicher, dass die Innentemperatur 165 °F (74 °C) erreicht.

2. Bereiten Sie den Salat vor:

Während das Huhn kocht, den Römersalat hacken und in eine große Schüssel geben. Sie sollten die Croutons und den geriebenen Parmesankäse zum Rezept hinzufügen.

3. Den Salat zusammenstellen:

Sobald das Hähnchen gar ist, lassen Sie es einige Minuten ruhen und schneiden Sie es dann in Streifen.

Das in Scheiben geschnittene Hähnchenfleisch sollte auf den Salat gelegt werden.

Mit Caesar-Dressing beträufeln und vorsichtig vermengen.

Nährwert (ungefähr):

- ➢Kalorien: 450
- ➢Protein: 35g
- ➢Kohlenhydrate: 20 g
- ➢Fett: 24g

Tag 7

Luft Frittiertes Gemüsepfanne mit Tofu und braunem Reis

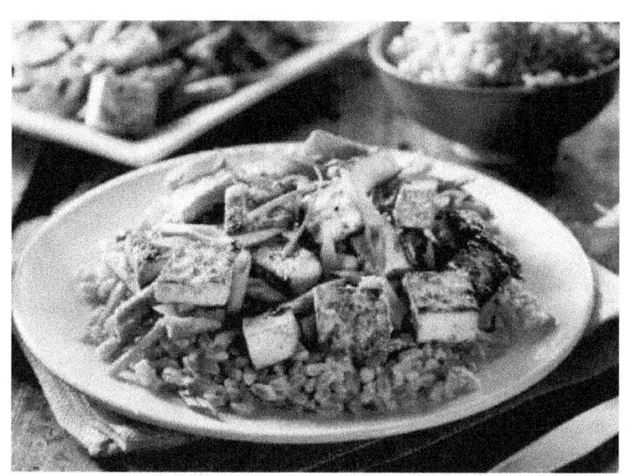

Zutaten

- ➢1 Tasse gekochter brauner Reis
- ➢1/2 Tasse fester Tofu, gewürfelt
- ➢1/2 Tasse Paprika, in Scheiben geschnitten
- ➢1/2 Tasse Zuckererbsen
- ➢1 Esslöffel Sojasauce
- ➢1 Esslöffel Olivenöl

➤1 Teelöffel Sesamöl

➤Salz und Pfeffer nach Geschmack

Serviergröße: 1
Vorbereitungszeit: 15 Minuten
Kochzeit: 15 Minuten

Verarbeitungsmethode

1. Bereiten Sie den Tofu vor:

Drücken Sie den Tofu aus, um überschüssige Feuchtigkeit zu entfernen, und schneiden Sie ihn dann in Würfel.

Stellen Sie die Temperatur Ihrer Heißluftfritteuse auf 375 °F oder 190 °C ein.

Die Tofuwürfel mit Sojasauce und Olivenöl vermischen.

Legen Sie den Tofu in den Heißluftfritteusen Korb und kochen Sie ihn 10 Minuten lang, wobei Sie ihn nach der Hälfte der Zeit schütteln.

2. Bereiten Sie das Gemüse vor:

Paprika und Zuckererbsen mit Sesamöl, Salz und Pfeffer vermengen.

Nachdem der Tofu 10 Minuten lang gekocht wurde, geben Sie das Gemüse in den Heißluftfritteusen Korb.

Weitere 5 Minuten kochen, bis das Gemüse zart und leicht knusprig ist.

3. Montieren Sie die Schüssel:

Servieren Sie den gebratenen Tofu und das Gemüse auf einem Bett aus gekochtem braunem Reis.

Bei Bedarf mehr Sojasauce aufsprühen.

Nährwert (ungefähr):

➤Kalorien: 400

➤Protein: 15g

➤Kohlenhydrate: 55g

➤Fett: 12g

Tag 8

Caprese-Salat mit luft gebratenem Hähnchen

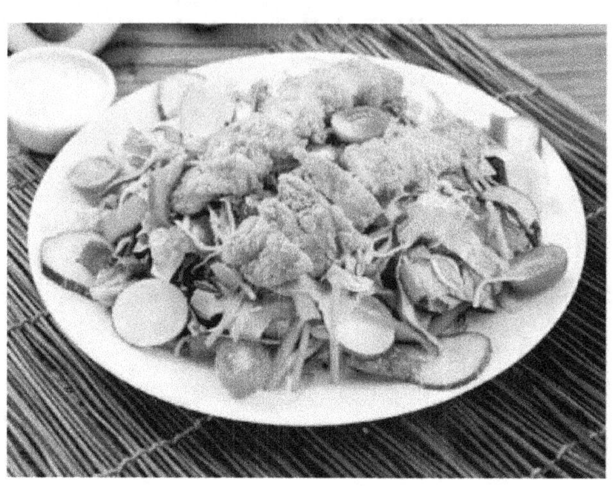

Zutaten

➤2 Tassen gemischtes Grün

➤1 Tasse Kirschtomaten, halbiert

➤1/2 Tasse frische Mozzarella-Kugeln

➤1 Hähnchenbrust ohne Knochen und Haut

➤1 Esslöffel Olivenöl

➤Salz und Pfeffer nach Geschmack

➤1 Esslöffel Balsamico-Glasur

➤Frische Basilikumblätter zum Garnieren

Serviergröße: 1

Vorbereitungszeit: 10 Minuten

Kochzeit: 20 Minuten

Verarbeitungsmethode

1. Bereiten Sie das Huhn vor:

Stellen Sie die Temperatur Ihrer Heißluftfritteuse auf 375 °F (190 °C) ein.

Olivenöl auf die Hähnchenbrust sprühen, mit Salz und Pfeffer abschmecken.

Legen Sie das Hähnchen in den Heißluftfritteusen Korb und kochen Sie es 20 Minuten lang, wobei Sie es nach der Hälfte der Zeit wenden. Stellen Sie sicher, dass die Innentemperatur 165 °F (74 °C) erreicht.

2. Bereiten Sie den Salat vor:

Während das Huhn kocht, vermengen das Gemischte Gemüse, die Kirschtomaten und die Mozzarella-Kugeln in einer großen Schüssel .

Zum Mischen vorsichtig umrühren.

3. Den Salat zusammenstellen:

Sobald das Hähnchen gar ist, lassen Sie es einige Minuten ruhen und schneiden Sie es dann in Streifen.

Das in Scheiben geschnittene Hähnchenfleisch sollte auf den Salat gelegt werden.

Sie sollten Balsamico-Glasur aufsprühen und zusätzlich mit frischen Basilikumblättern dekorieren.

Nährwert (ungefähr):
- Kalorien: 450
- Protein: 38g
- Kohlenhydrate: 20 g
- Fett: 24g

Tag 9

Hähnchen- und Gemüse Spiesse

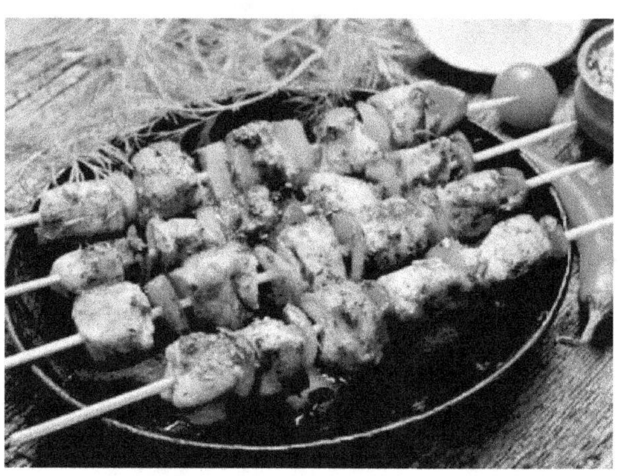

Zutaten

- 1 Hähnchenbrust ohne Knochen und Haut, in Würfel geschnitten
- 1/2 Tasse Paprika, in Stücke geschnitten
- 1/2 Tasse Zucchini, in Scheiben geschnitten
- 1/2 Tasse Kirschtomaten
- 1 Esslöffel Olivenöl

➤1 Teelöffel getrocknete italienische Kräuter

➤Salz und Pfeffer nach Geschmack

➤Holz- oder Metallspieße

Serviergröße: 1

Vorbereitungszeit: 15 Minuten

Kochzeit: 15 Minuten

Verarbeitungsmethode

1. Bereiten Sie das Huhn und das Gemüse vor:

In einer Schüssel die Hähnchenwürfel und das Gemüse mit Olivenöl, italienischen Kräutern, Salz und Pfeffer vermengen.

2. Stellen Sie die Kebabs zusammen:

Hähnchen und Gemüse abwechselnd auf Spieße stecken.

3. Die Kebabs an der Luft frittieren:

Stellen Sie die Temperatur Ihrer Heißluftfritteuse auf 375 °F (190 °C) ein.

Legen Sie die Kebabs in den Heißluftfritteusen Korb und garen Sie sie 15 Minuten lang, wobei Sie sie nach der Hälfte der Zeit wenden. Stellen Sie sicher, dass das Gemüse weich und das Huhn gut gegart ist.

Nährwert (ungefähr):

➤Kalorien: 350

➤Protein: 30g

➤Kohlenhydrate: 15 g

➤Fett: 18g

Tag 10

Truthahn-Cranberry-Sandwich

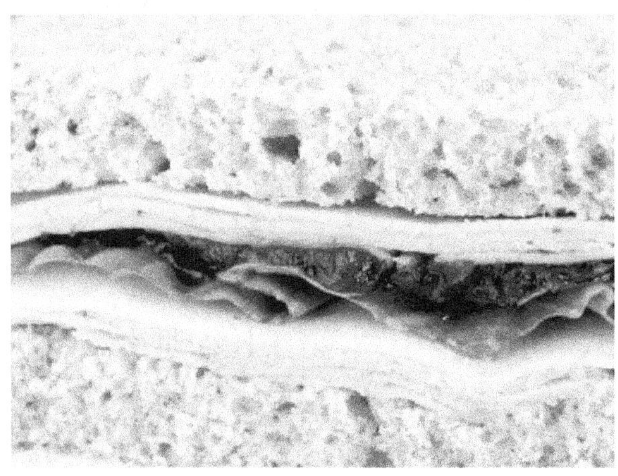

Zutaten

- ➢2 Scheiben Vollkornbrot
- ➢4 Unzen geschnittene Putenbrust
- ➢1 Esslöffel Cranberry Sauce
- ➢1/4 Tasse gemischtes Grün
- ➢1 Esslöffel helle Mayonnaise
- ➢Kochspray

Serviergröße: 1
Vorbereitungszeit: 10 Minuten
Kochzeit: 5 Minuten

Verarbeitungsmethode

1. Bauen Sie das Sandwich zusammen:

Eine Seite jeder Brotscheibe mit leichter Mayonnaise bestreichen.

Putenbrust, Preiselbeersauce und gemischtes Gemüse zwischen die Brotscheiben schichten.

2. Das Sandwich an der Luft frittieren:

Besprühen Sie die Außenseite des Sandwichs leicht mit Kochspray.

Stellen Sie die Temperatur Ihrer Heißluftfritteuse auf 350 °F (175 °C) ein.

Legen Sie das Sandwich in den Heißluftfritteusen Korb und backen Sie es 5 Minuten lang, indem Sie es nach der Hälfte der Zeit wenden, bis das Brot knusprig und goldbraun ist.

Nährwert (ungefähr):

➢Kalorien: 320

➢Protein: 25g

➢Kohlenhydrate: 35g

➢Fett: 10g

Tag 11

Salat mit schwarzen Bohnen und Mais

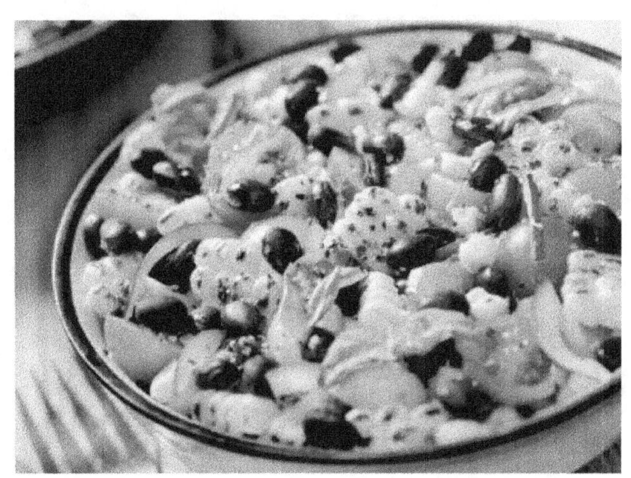

Zutaten

➢1 Tasse schwarze Bohnen, abgespült und abgetropft

➢Eine Tasse frische, gefrorene oder eingemachte Maiskörner

- ➢1/2 Tasse Kirschtomaten, halbiert
- ➢1/4 Tasse rote Zwiebel, fein gewürfelt
- ➢1/2 Avocado, gewürfelt
- ➢1 Esslöffel Limettensaft
- ➢1 Esslöffel Olivenöl
- ➢Salz und Pfeffer nach Geschmack

Serviergröße: 1

Vorbereitungszeit: 10 Minuten

Kochzeit: Keiner

Verarbeitungsmethode

1. Bereiten Sie den Salat vor: In einer großen Schüssel die schwarzen Bohnen, Maiskörner, Kirschtomaten, roten Zwiebeln und Avocado vermischen.

2. Den Salat anrichten: Mit Limettensaft und Olivenöl beträufeln. Nach Belieben Salz und Pfeffer hinzufügen und dann vorsichtig umrühren.

Nährwert (ungefähr):

- ➢Kalorien: 350
- ➢Protein: 12g
- ➢Kohlenhydrate: 45 g
- ➢Fett: 14g

Tag 12

Mediterraner Salat

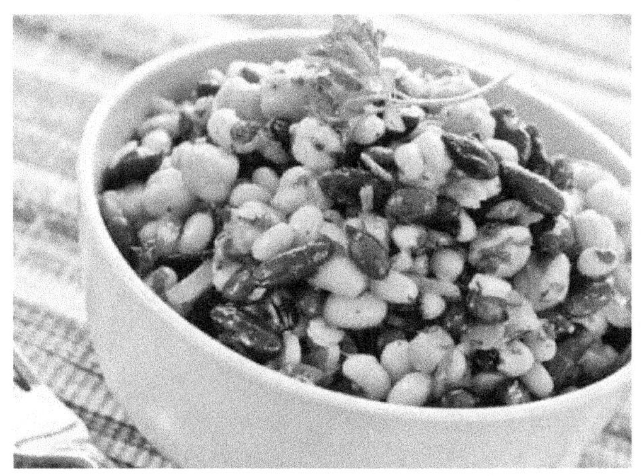

Zutaten

- ➢2 Tassen gemischtes Grün
- ➢1/2 Tasse Kichererbsen
- ➢1/2 Tasse Gurke, gewürfelt
- ➢1/4 Tasse Feta-Käse, zerbröckelt
- ➢1/4 Tasse Oliven, in Scheiben geschnitten

- ➢2 Esslöffel griechisches Dressing

Serviergröße: 1

Vorbereitungszeit: 10 Minuten

Kochzeit: 15 Minuten

Verarbeitungsmethode

1. Kichererbsen vorbereiten:

Stellen Sie die Temperatur Ihrer Heißluftfritteuse auf 375 °F (190 °C) ein.

Die Kichererbsen mit etwas Olivenöl, Salz und Pfeffer abschmecken

Legen Sie die Kichererbsen in den Heißluftfritteusen Korb

und kochen Sie sie 15 Minuten lang, bis sie knusprig sind. Schütteln Sie sie dabei nach der Hälfte der Zeit.

2. Bereiten Sie den Salat vor:

In einer großen Schüssel das gemischte Gemüse, die Gurke, den Feta-Käse und die Oliven vermischen.

3. Den Salat zusammenstellen:

Die knusprigen Kichererbsen zum Salat geben.

Vor dem Servieren mit griechischem Dressing vermengen.

Nährwert (ungefähr):

➤Kalorien: 400

➤Protein: 15g

➤Kohlenhydrate: 35g

➤Fett: 22g

Tag 13

Linsen- und Gemüsesuppe

Zutaten

➤1 Tasse gekochte Linsen

➤2 Tassen Gemüsebrühe

➤1/2 Tasse gewürfelte Karotten

➤1/2 Tasse gewürfelter Sellerie

➤1/2 Tasse gewürfelte Zwiebeln

➤2 Tassen gemischtes Grün

➤1 Esslöffel Vinaigrette-Dressing

➤1 Scheibe Vollkornbrot

➤Kochspray

Serviergröße: 1

Vorbereitungszeit: 10 Minuten

Kochzeit: 20 Minuten

Verarbeitungs methode

1. Suppe zubereiten:

In einem mittelgroßen Topf die gekochten Linsen, Gemüsebrühe, Karotten, Sellerie und Zwiebeln vermischen.

Zum Kochen bringen, dann die Hitze reduzieren und 20 Minuten köcheln lassen, bis das Gemüse weich ist.

2. Bereiten Sie den Salat vor:

Während die Suppe köchelt, das Gemischte Gemüse mit dem Vinaigrette-Dressing in eine große Schüssel geben.

3. Machen Sie luft frittierte Croutons:

Stellen Sie die Temperatur Ihrer Heißluftfritteuse auf 375 °F (190 °C) ein.

Das Vollkornbrot in kleine Würfel schneiden und leicht mit Kochspray einsprühen.

Legen Sie die Brotwürfel in den Heißluftfritteusen Korb und backen Sie sie 5 Minuten lang, bis sie goldbraun und knusprig sind.

4. Servieren:

Servieren Sie die Linsensuppe heiß mit dem gemischten grünen Salat als Beilage und garniert mit Luft gebratenen Croutons.

Nährwert (ungefähr):

Kalorien: 300

Protein: 18g

Kohlenhydrate: 45 g

Fett: 8g

Tag 14

Truthahn-Avocado-Wrap

Zutaten

➤1 Vollkorn-Tortilla

➤4 Unzen geschnittene Putenbrust

➤1/2 Avocado, in Scheiben geschnitten

➤1/2 Tasse Salat, zerkleinert

➤1 Tomate, in Scheiben geschnitten

➤Kochspray

Serviergröße: 1

Vorbereitungszeit: 10 Minuten

Kochzeit: 5 Minuten

Verarbeitungs methode

1. Montieren Sie den Wrap:

Legen Sie die Vollkorn-Tortilla flach auf eine saubere Oberfläche.

Die Putenscheiben gleichmäßig auf der Tortilla verteilen.

Die Avocadoscheiben, den geriebenen Salat und die Tomatenscheiben auf den Truthahn legen.

2. Den Wrap aufrollen:

Rollen Sie die Tortilla fest auf und falten Sie dabei die Seiten ein, damit die Füllung nicht herausfällt.

Bei Bedarf sollte der Wickel mit einem Zahnstocher gesichert werden.

3. Den Wrap an der Luft frittieren:

Stellen Sie die Temperatur Ihrer Heißluftfritteuse auf 350 °F (175 °C) ein.

Sprühen Sie die Folie leicht mit Kochspray ein.

Legen Sie den Wrap in den Heißluftfritteusen Korb und kochen Sie ihn 3–5 Minuten lang, bis die Tortilla leicht knusprig ist.

Nährwert (ungefähr):

➤Kalorien: 350

➤Protein: 20g

➤Kohlenhydrate: 32g

➤Fett: 15

Kapitel Sechs

Diabetes Freundliche Abendessen Rezepte

Tag 1

Luft Gebratener Lachs mit Rosenkohl und Quinoa

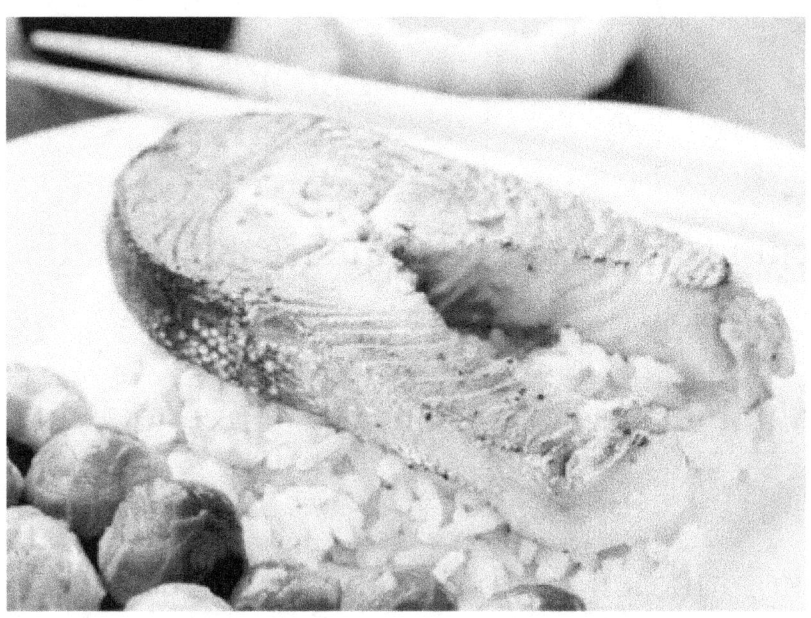

Zutaten

➤ 2 Lachsfilets

➢2 Tassen Rosenkohl, halbiert

➢1 Tasse gekochte Quinoa

➢1 EL Olivenöl

➢Salz und Pfeffer nach Geschmack

➢1 Zitrone, in Scheiben geschnitten

➢1 TL Knoblauchpulver

➢1 TL Paprika

Serviergröße: 30 Minuten

Vorbereitungszeit: 10 Minuten

Verarbeitungs methode

1. Stellen Sie die Temperatur Ihrer Heißluftfritteuse auf 400 °F (200 °C) ein.

2. In einer Schüssel den halbierten Rosenkohl mit Olivenöl, Salz und Pfeffer vermengen.

3. Legen Sie den Rosenkohl in den Korb der Heißluftfritteuse und kochen Sie ihn 15 bis 20 Minuten lang. Schütteln Sie den Korb dabei nach der Hälfte der Zeit, um ein gleichmäßiges Garen zu gewährleisten.

4. Während der Rosenkohl kocht, die Lachsfilets mit Knoblauchpulver, Paprika, Salz und Pfeffer würzen. Zitronenscheiben auf die Filets legen.

5. Sobald der Rosenkohl fertig ist, nehmen Sie ihn aus der Heißluftfritteuse und legen Sie ihn beiseite.

6. Legen Sie die Lachsfilets in den Heißluftfritteusen Korb und garen Sie sie 10–12 Minuten lang bei 400 °F (200 °C), bis der Lachs gar ist und sich mit einer Gabel leicht zerteilen lässt.

7. Den Lachs mit in der Luft gebratenem Rosenkohl und einer Beilage gekochtem Quinoa servieren.

Nährwert **(pro Portion):**
- ➤Kalorien: 450
- ➤Protein: 35g
- ➤Kohlenhydrate: 32g
- ➤Fett: 20 g
- ➤Faser: 8g

Tag 2

Luft Frittiertes Puten-Chili

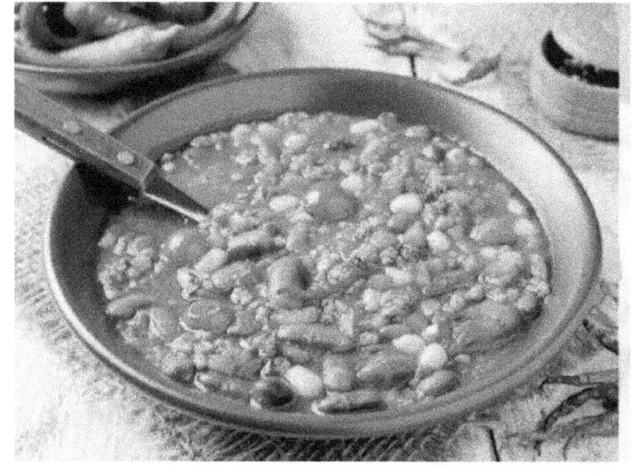

Zutaten

- ➤ 1 Pfund gemahlener Truthahn
- ➤ 1 Tasse Kidneybohnen, abgetropft und abgespült
- ➤ 1 Dose gewürfelte Tomaten (14,5 oz)
- ➤ 1 Zwiebel, gehackt
- ➤ 1 Paprika, gehackt
- ➤ 2 Knoblauchzehen, gehackt
- ➤ 1 EL Chilipulver
- ➤ 1 TL Kreuzkümmel
- ➤ Salz und Pfeffer nach Geschmack
- ➤ 1 EL Olivenöl

Serviergröße: 40 Minuten

Vorbereitungszeit: 10 Minuten

Verarbeitungs methode

1. Stellen Sie die Temperatur Ihrer Heißluftfritteuse auf 375 °F (190 °C) ein.

2. Die gehackten Zwiebeln und Paprika mit Olivenöl vermengen und in den Heißluftfritteusen Korb legen.

Während der zehnminütigen Garzeit zwischendurch schütteln.

3. In der Zwischenzeit in einer großen Pfanne bei mittlerer Hitze das Putenhackfleisch anbraten, bis es braun ist, und dabei mit einem Löffel zerkleinern.

4. Den gehackten Knoblauch, Chilipulver, Kreuzkümmel, Salz und Pfeffer zum Putenhackfleisch hinzufügen. Zum Kombinieren umrühren.

5. Die Luft gebratenen Zwiebeln und Paprika, die Kidneybohnen und die gewürfelten Tomaten in die Pfanne geben. Gut umrühren.

6. Lassen Sie die Chilis bei schwacher Hitze etwa 20 Minuten lang köcheln und rühren Sie dabei gelegentlich um, bis sich die Aromen gut vermischt haben.

7. Das Puten-Chili heiß servieren, nach Wunsch mit frischen Kräutern garniert.

Nährwert **(pro Portion):**

➤ Kalorien: 350

➤ Protein: 30g

➤ Kohlenhydrate: 28g

➤ Fett: 12g

➤ Faser: 8g

Tag 3

Luft Gebratene Hähnchenbrust mit Süßkartoffeln und Brokkoli

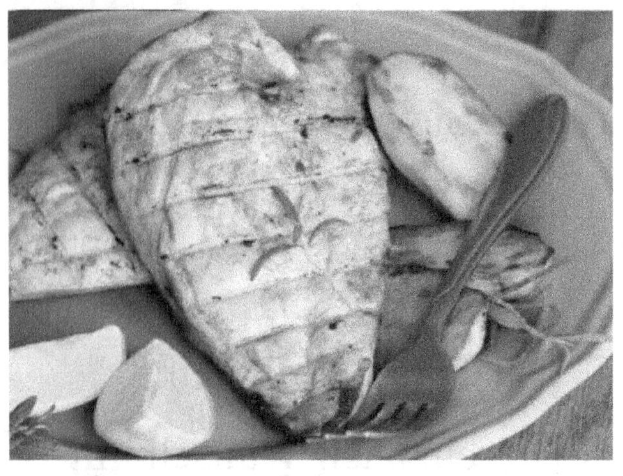

Zutaten

- ➢2 Hähnchenbrust
- ➢2 Süßkartoffeln, in Spalten geschnitten
- ➢2 Tassen Brokkoliröschen
- ➢2 EL Olivenöl
- ➢Salz und Pfeffer nach Geschmack
- ➢1 TL Paprika
- ➢1 TL Knoblauchpulver

Serviergröße: 35 Minuten

Vorbereitungszeit: 10 Minuten

Verarbeitungs methode

1. Stellen Sie die Temperatur Ihrer Heißluftfritteuse auf 375 °F (190 °C) ein.

2. In einer Schüssel die Süßkartoffelspalten mit 1 Esslöffel Olivenöl, Paprika, Salz und Pfeffer vermischen.

3. Legen Sie die Süßkartoffelspalten in den Heißluftfritteusen Korb und kochen Sie sie 15 Minuten lang, wobei Sie nach der Hälfte der Zeit schütteln.

4. Während die Süßkartoffeln kochen, reiben Sie die Hähnchenbrust mit 1 Esslöffel Olivenöl, Knoblauchpulver, Salz und Pfeffer ein.

5. Sobald die Süßkartoffeln fertig sind, nehmen Sie sie aus der Heißluftfritteuse und legen Sie sie beiseite.

6. Legen Sie die Hähnchenbrüste in den Heißluftfritteusen Korb und garen Sie sie 20 Minuten lang bei 190 °C (375 °F). Geben Sie die Brokkoliröschen während der letzten 10 Minuten des Garvorgangs in den Korb.

7. Die Hähnchenbrust mit Luft gebratenen Süßkartoffeln und Brokkoli servieren.

Nährwert (pro Portion):

- ➢Kalorien: 480
- ➢Protein: 40g
- ➢Kohlenhydrate: 35g
- ➢Fett: 18g
- ➢Ballaststoffe: 10g

Tag 4

Luft Gebratener Tofu mit gemischtem Gemüse und braunem Reis

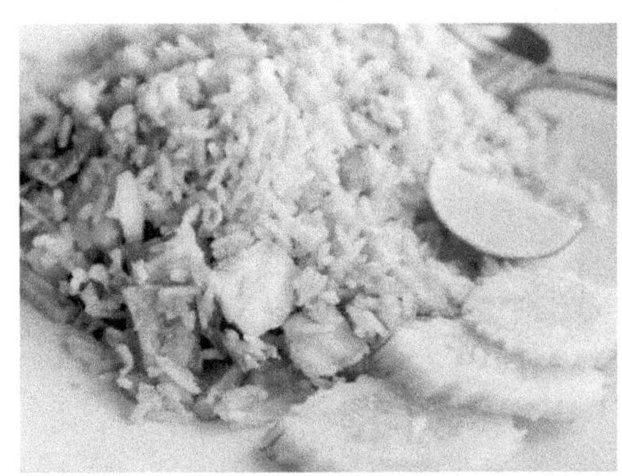

Zutaten

- ➢1 Block fester Tofu, gepresst und gewürfelt

➢2 Tassen gemischtes Gemüse (Paprika, Brokkoli, Karotten)

➢1 EL Sojasauce

➢1 EL Olivenöl

➢1 TL Knoblauchpulver

➢Salz und Pfeffer nach Geschmack

➢1 Tasse gekochter brauner Reis

Serviergröße: 30 Minuten

Vorbereitungszeit: 10 Minuten

Verarbeitungs methode

1. Stellen Sie die Temperatur Ihrer Heißluftfritteuse auf 375 °F (190 °C) ein.

2. Die Tofuwürfel mit Sojasauce, Olivenöl, Knoblauchpulver, Salz und Pfeffer vermischen.

3. Legen Sie den Tofu in den Heißluftfritteusen Korb und kochen Sie ihn 15 Minuten lang, wobei Sie ihn nach der Hälfte der Zeit schütteln, bis er knusprig ist.

4. Während der Tofu kocht, vermischt das Gemisch Gemüse mit etwas Olivenöl, Salz und Pfeffer .

5. Sobald der Tofu fertig ist, nehmen Sie ihn aus der Heißluftfritteuse und legen Sie ihn beiseite.

6. Legen Sie das gemischte Gemüse in den Heißluftfritteusen Korb und

garen Sie es 10 Minuten lang bei 190 °C (375 °F) und schütteln Sie es nach der Hälfte der Zeit.

7. Servieren Sie die Luft gebratenen Tofu und das Gemüse auf einem Bett aus gekochtem braunem Reis.

Nährwert (pro Portion):

- ➤Kalorien: 400
- ➤Protein: 20g
- ➤Kohlenhydrate: 45 g
- ➤Fett: 18g
- ➤Faser: 8g

Tag 5

Luft Gebratener Kabeljau mit Quinoa-Pilaf und Spargel

Zutaten

- ➤2 Kabeljaufilets
- ➤1 Tasse gekochte Quinoa
- ➤1 Bund Spargel, geputzt
- ➤1 EL Olivenöl
- ➤1 Zitrone, in Scheiben geschnitten
- ➤Salz und Pfeffer nach Geschmack
- ➤1 TL Knoblauchpulver
- ➤1 TL Paprika

Serviergröße: 30 Minuten

Vorbereitungszeit: 10 Minuten

Verarbeitungs methode

1. Stellen Sie die Temperatur Ihrer Heißluftfritteuse auf 400 °F (200 °C) ein.

2. Den Spargel mit Olivenöl, Salz und Pfeffer vermengen und in den Heißluftfritteusen Korb legen. Während der zehnminütigen Garzeit zwischendurch schütteln.

3. Während der Spargel kocht, würzen die Kabeljaufilets mit Knoblauchpulver, Paprika, Salz und Pfeffer . Zitronenscheiben darauflegen.

4. Sobald der Spargel fertig ist, nehmen Sie ihn aus der Heißluftfritteuse und legen Sie ihn beiseite.

5. Legen Sie die Kabeljaufilets in den Heißluftfritteusen Korb und garen Sie sie 10–12 Minuten lang bei 200 °C (400 °F), bis der Kabeljau gar ist und sich mit einer Gabel leicht zerteilen lässt.

6. Den Kabeljau mit der Luft gebratenem Spargel und einer Beilage gekochtem Quinoa-Pilf servieren.

Nährwert (pro Portion):

➤Kalorien: 420

➤Protein: 35g

➤Kohlenhydrate: 35g

➤Fett: 14g

➤Faser: 7g

Tag 6

Luft Gebratene Puten Fleischbällchen mit Zucchininudeln

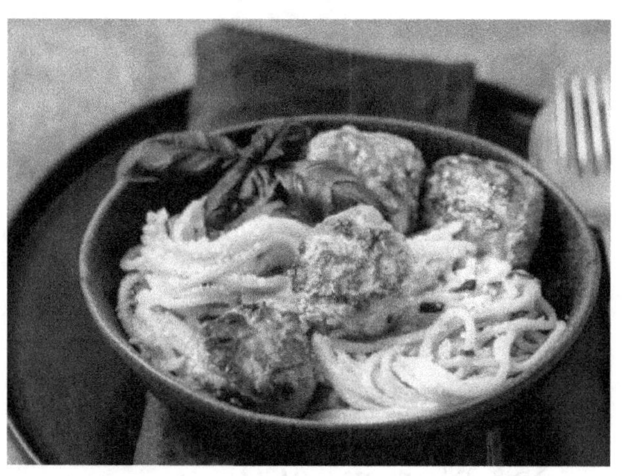

Zutaten

- ➤1 Pfund gemahlener Truthahn
- ➤1 Ei, geschlagen
- ➤1/4 Tasse Semmelbrösel
- ➤1/4 Tasse geriebener Parmesankäse
- ➤1 TL italienisches Gewürz
- ➤1 TL Knoblauchpulver
- ➤Salz und Pfeffer nach Geschmack
- ➤2 Zucchini, spiralisiert
- ➤1 Tasse Marinara-Sauce

Serviergröße: 35 Minuten

Vorbereitungszeit: 15 Minuten

Verarbeitungs methode

1. Stellen Sie die Temperatur Ihrer Heißluftfritteuse auf 375 °F (190 °C) ein.

2. In einer großen Schüssel das Putenhackfleisch, das geschlagene Ei, die Semmelbrösel, den Parmesankäse, die italienischen Gewürze, das

Knoblauchpulver, Salz und Pfeffer gut vermischen.

3. Aus der Mischung Fleischbällchen formen und in den Heißluftfritteusen Korb legen. 15 Minuten kochen lassen, dabei nach der Hälfte der Zeit schütteln.

4. Während die Fleischbällchen garen, die Zucchini spiralförmig zu Zucchini-Nudeln formen.

5. Sobald die Fleischbällchen fertig sind, nehmen Sie sie aus der Heißluftfritteuse und legen Sie sie beiseite.

6. Legen Sie die Zucchininudeln in den Heißluftfritteusen Korb und garen Sie sie 5 Minuten lang bei 175 °C.

7. In einem kleinen Topf die Marinara-Sauce bei mittlerer Hitze erhitzen.

8. Servieren Sie die luft gebratenen Putenfleischbällchen über den Zucchininudeln mit der erhitzten Marinara-Sauce.

Nährwert (pro Portion):

➢Kalorien: 400

➢Protein: 35g

➢Kohlenhydrate: 20 g

➢Fett: 18g

➢Faser: 5g

Tag 7

Luft Frittierte Garnelen Spieße mit Quinoa-Tabouleh und gerösteten Karotten

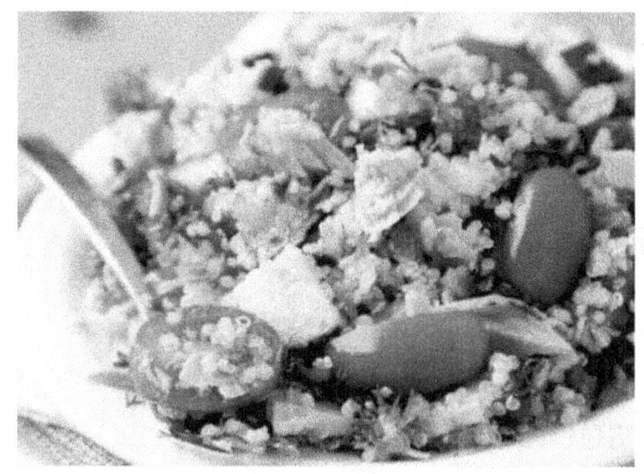

Zutaten

- 1 Pfund Garnelen, geschält und entdarmt
- 2 Tassen gekochte Quinoa
- 1 Tasse Kirschtomaten, halbiert
- 1 Gurke, gewürfelt
- 1/4 Tasse frische Petersilie, gehackt
- 1 Zitrone, entsaftet
- 1 EL Olivenöl
- Salz und Pfeffer nach Geschmack
- 2 große Karotten, in Stifte geschnitten
- 1 TL Paprika
- 1 TL Knoblauchpulver
- Spieße: Holzspieße vor der Verwendung eine halbe Stunde in Wasser einweichen.

Serviergröße: 40 Minuten

Vorbereitungszeit: 20 Minuten

Verarbeitungs methode

1. Bereiten Sie die Karotten vor:

Stellen Sie die Temperatur Ihrer Heißluftfritteuse auf 375 °F (190 °C) ein.

In einer Schüssel die Karottenstifte mit einem halben Esslöffel Olivenöl, Paprika, Salz und Pfeffer vermengen.

Legen Sie die Karotten in den Korb der Heißluftfritteuse und kochen Sie sie 15 bis 20 Minuten lang. Schütteln Sie dabei den Korb nach der Hälfte der Zeit, bis die Karotten zart und leicht knusprig sind.

2. Bereiten Sie die Garnelen vor:

Während die Karotten kochen, stellen Sie die Temperatur Ihrer Heißluftfritteuse für die Garnelen auf 400 °F (200 °C) ein.

In einer Schüssel die Garnelen mit dem restlichen halben Esslöffel Olivenöl, Knoblauchpulver, Salz und Pfeffer vermengen.

Die Garnelen auf die Spieße stecken.

Legen Sie die Garnelenspieße in den Heißluftfritteusen Korb und kochen Sie sie 8–10 Minuten lang, indem Sie sie nach der Hälfte der Zeit wenden, bis die Garnelen rosa und undurchsichtig sind

.

3. Bereiten Sie das Quinoa-Taboulé zu:

In einer großen Schüssel gekochtes Quinoa, Kirschtomaten, Gurke und gehackte Petersilie vermischen.

Mit Zitronensaft beträufeln und mit Salz und Pfeffer abschmecken. Zum Kombinieren vermengen.

4. Servieren:

Die luftgebratenen Garnelenspieße und die gerösteten Karotten auf einem Teller anrichten.

Mit einer großzügigen Portion Quinoa-Taboulé servieren.

Nährwert (pro Portion):

- ➤Kalorien: 450
- ➤Protein: 30g
- ➤Kohlenhydrate: 40g
- ➤Fett: 15g
- ➤Faser: 8g

Tag 8

Luft Gebackener Spaghettikürbis mit Marinara und Putenfleischbällchen

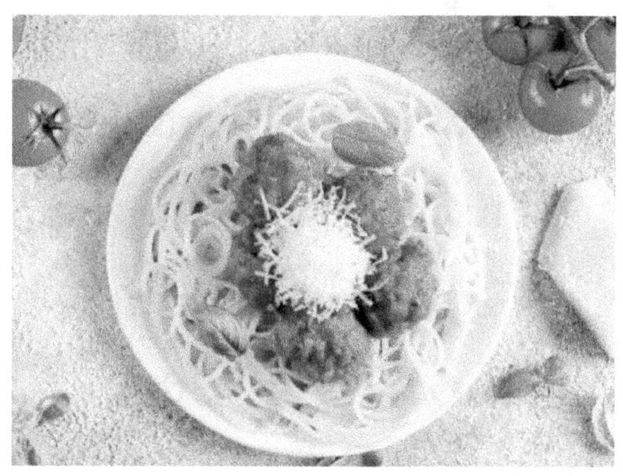

Zutaten

- 1 mittelgroßer Spaghettikürbis
- 1 Pfund gemahlener Truthahn
- 1/4 Tasse Semmelbrösel
- 1/4 Tasse geriebener Parmesankäse
- 1 Ei
- 2 Knoblauchzehen, gehackt
- 1 Teelöffel getrocknetes italienisches Gewürz
- Salz und Pfeffer nach Geschmack
- 2 Tassen Marinara-Sauce
- Frischer Basilikum zum Garnieren (optional)

Serviergröße: 6:30 ABENDS

Vorbereitungszeit: 20 Minuten

Verarbeitungs methode

1. Den Spaghettikürbis zubereiten:

Den Spaghettikürbis der Länge nach halbieren und die Kerne heraus löffeln.

Die Kürbishälften leicht mit Kochspray einsprühen und mit Salz und Pfeffer würzen.

Legen Sie die Kürbishälften mit der Schnittseite nach unten in den Heißluftfritteusen Korb.

20–25 Minuten bei 180 °C an der Luft braten, bis der Kürbis zart ist und sich leicht mit einer Gabel in Streifen schneiden lässt.

2. Machen Sie die Putenfleischbällchen:

In einer großen Schüssel das Putenhackfleisch, Semmelbrösel, Parmesankäse, Ei, gehackten Knoblauch, italienische Gewürze, Salz und Pfeffer vermischen.

Mischen, bis alle Komponenten gut vermischt sind.

Aus der Mischung kleine Fleischbällchen mit einem Durchmesser von etwa 2,5 cm formen.

3. Fleischbällchen kochen:

Heizen Sie die Heißluftfritteuse auf 375 °F vor.

Legen Sie die Fleischbällchen in einer Schicht in den Heißluftfritteusen Korb und achten Sie darauf, dass sie sich nicht berühren.

Braten Sie die Fleischbällchen 10–12 Minuten lang an der Luft und wenden Sie sie dabei nach der Hälfte der Garzeit, bis sie gebräunt und durchgegart sind.

4. Kombinieren und servieren:

Geben Sie die Marinara-Sauce bei mäßiger

Hitze in eine Pfanne und erhitzen Sie sie erneut.

Den Spaghettikürbis in Streifen schneiden und auf Serviertellern anrichten.

Den Kürbis mit Marinara-Sauce und Putenfleischbällchen belegen.

Nach Belieben mit frischem Basilikum garnieren.

Nährwert (pro Portion):

- ➤Kalorien: 320
- ➤Protein: 28g
- ➤Kohlenhydrate: 25g
- ➤Fett: 12g
- ➤Faser: 5g
- ➤Zucker: 8g

Tag 9

Luft Gebratenes Steak mit Bratkartoffeln und grünen Bohnen

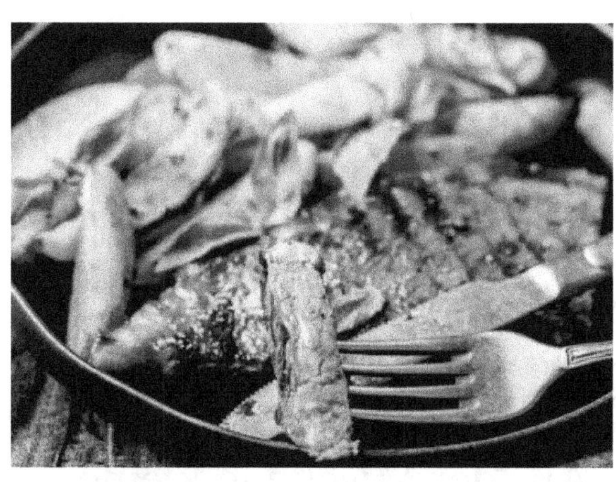

Zutaten

- ➤2 Steaks Filets (Lendenstück oder Ribeye)
- ➤2 Tassen Babykartoffeln, halbiert

➢2 Tassen grüne Bohnen, geputzt

➢2 Esslöffel Olivenöl

➢1 Teelöffel Knoblauchpulver

➢1 Teelöffel getrockneter Rosmarin

➢Salz und Pfeffer nach Geschmack

Serviergröße: 19.00

Vorbereitungszeit: 15 Minuten

Verarbeitungs methode

1. Bereiten Sie die Kartoffeln vor:

Die halbierten Kartoffeln mit 1 Esslöffel Olivenöl, Knoblauchpulver, Rosmarin, Salz und Pfeffer vermengen.

Legen Sie die Kartoffeln in den Heißluftfritteusen Korb und frittieren Sie sie 15 Minuten lang bei 200 °C (400 °F) in der Luft, wobei Sie den Korb nach der Hälfte der Garzeit schütteln.

2. Steak zubereiten:

Während die Kartoffeln garen, die Steaks Filets von beiden Seiten mit Salz und Pfeffer würzen.

Sobald die Kartoffeln fertig sind, schieben Sie sie auf eine Seite des Heißluftfritteuse Korbs.

Legen Sie die Steaks Filets neben die Kartoffeln in den Heißluftfritteusen Korb.

Bei mittlerer bis seltener Zubereitung 6–8 Minuten bei

200 °C an der Luft braten, oder die Zeit je nach gewünschtem Gargrad anpassen und nach der Hälfte der Zeit wenden.

3. Bereiten Sie die grünen Bohnen vor:

Die grünen Bohnen mit dem restlichen Esslöffel Olivenöl, Salz und Pfeffer vermischen.

Nachdem das Steak nach Ihren Wünschen fertig ist, nehmen Sie es aus der Heißluftfritteuse und lassen Sie es etwas ruhen.

Geben Sie die grünen Bohnen zusammen mit den Kartoffeln in den Heißluftfritteusen Korb und garen Sie sie 5–7 Minuten

lang bei 180 °C, bis sie weich sind.

4. Servieren:

Das Steak in Scheiben schneiden und zusammen mit den Bratkartoffeln und grünen Bohnen servieren.

Nährwert (pro Portion):

➤Kalorien: 400

➤Protein: 32g

➤Kohlenhydrate: 28g

➤Fett: 18g

➤Faser: 6g

➤Zucker: 4g

Tag 10

Luft Gebratene Hähnchenbrust mit Wurzelgemüse und Wildreis

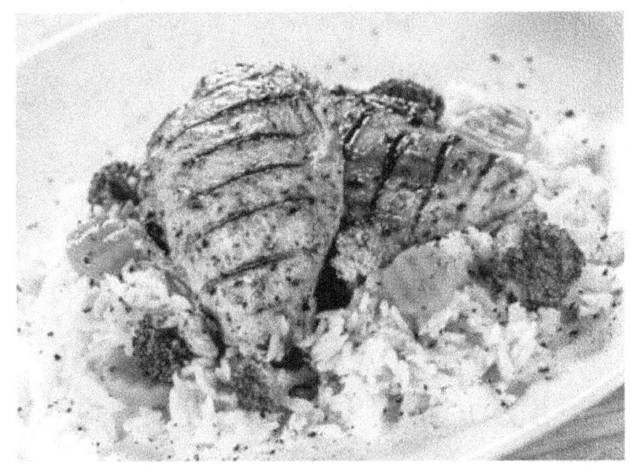

Zutaten

- ➢ 2 Hähnchenbrüste ohne Knochen und Haut
- ➢ 2 Tassen gemischtes Wurzelgemüse (Karotten, Pastinaken, Süßkartoffeln), gewürfelt
- ➢ 1 Tasse Wildreis, nach Packungsanleitung gekocht
- ➢ 2 Esslöffel Olivenöl
- ➢ 1 Teelöffel Paprika
- ➢ 1 Teelöffel getrockneter Thymian
- ➢ Salz und Pfeffer nach Geschmack

Serviergröße: 6:30

ABENDS

Vorbereitungszeit: 20 Minuten

Verarbeitungs methode

1. Bereiten Sie die Wurzel vor Gemüse:

Das gewürfelte Wurzelgemüse mit 1 Esslöffel Olivenöl, Paprika, Thymian, Salz und Pfeffer vermischen.

Legen Sie das Gemüse in den Heißluftfritteusen Korb und frittieren Sie es 15–20 Minuten lang bei 180 °C (15–20 °C) in der Luft, wobei Sie den Korb nach der Hälfte der Zeit schütteln.

2. Hähnchen kochen:

Während das Gemüse kocht, die Hähnchenbrüste mit Salz und Pfeffer würzen.

Sobald das Gemüse fertig ist, schieben Sie es auf eine Seite des Heißluftfritteuse Korbs.

Legen Sie die Hähnchenbrüste neben das Gemüse in den Heißluftfritteusen Korb.

Bei 375 °F 12–15 Minuten an der Luft braten, bis das Hähnchen durchgegart ist und eine Innentemperatur von 165 °F erreicht hat, nach der Hälfte der Zeit wenden.

3. Servieren:

Servieren Sie die luft gebratenen Hähnchenbrüste mit geröstetem Wurzelgemüse und einer Beilage gekochtem Wildreis.

Nährwert (pro Portion):

➤Kalorien: 450

➤Protein: 35g

➤Kohlenhydrate: 45 g

➤Fett: 14g

➤Faser: 7g

➤Zucker: 8g

- ➢ 2 Lachsfilets
- ➢ 1 Zitrone, in Scheiben geschnitten
- ➢ 2 Esslöffel Olivenöl
- ➢ 1 Teelöffel getrockneter Dill
- ➢ Salz und Pfeffer nach Geschmack
- ➢ 1 Tasse Quinoa, nach Packungsanleitung gekocht
- ➢ 2 Tassen Brokkoliröschen

Tag 11

Luft Gebratener Zitronen-Kräuter-Lac hs mit Quinoa-Pilaf und Brokkoli

Serviergröße: 19.00

Vorbereitungszeit: 15 Minuten

Verarbeitungs methode

1. Den Lachs zubereiten:

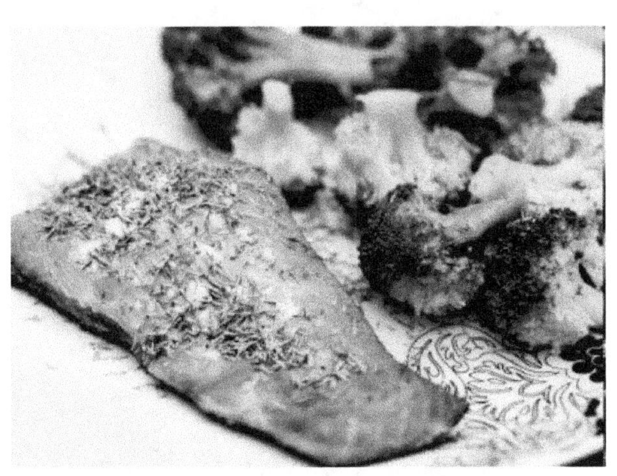

Zutaten

Stellen Sie die Temperatur Ihrer Heißluftfritteuse auf 400 °F ein.

Reiben Sie die Lachsfilets mit 1 Esslöffel Olivenöl, getrocknetem Dill, Salz und Pfeffer ein.

Die Lachsfilets bei 200 °C 10–12 Minuten an der Luft braten, bis der Lachs gar ist und sich mit einer Gabel leicht zerteilen lässt.

2. Brokkoli zubereiten:

Die Brokkoliröschen mit dem restlichen Esslöffel Olivenöl, Salz und Pfeffer vermischen.

Legen Sie den Brokkoli in den Heißluftfritteusen Korb und frittieren Sie ihn 10 Minuten lang bei 375 °F in der Luft, wobei Sie den Korb nach der Hälfte der Zeit schütteln.

3. Servieren:

Den luft gebratenen Zitronen-Kräuter-Lachs mit dem Quinoa-Pilaf und geröstetem Brokkoli servieren.

Nährwert (pro Portion):

➢Kalorien: 420

➢Protein: 34g

➢Kohlenhydrate: 32g

➢Fett: 18g

➢Faser: 6g

➢Zucker: 3g

Tag 12

Luft Frittierte Gemüse- und Tofu-Spieße mit Couscous

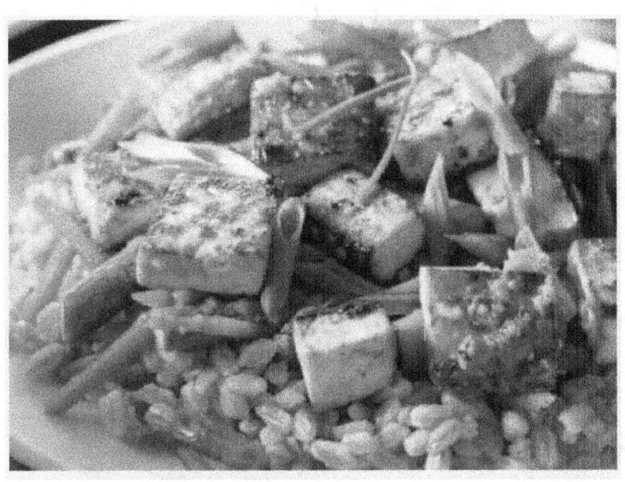

Zutaten

- ➢1 Block fester Tofu, gepresst und gewürfelt
- ➢1 rote Paprika, in Stücke geschnitten
- ➢1 Zucchini, in Stücke geschnitten
- ➢1 rote Zwiebel, in Stücke geschnitten
- ➢2 Esslöffel Olivenöl
- ➢1 Teelöffel getrockneter Oregano
- ➢Salz und Pfeffer nach Geschmack
- ➢Eine Tasse zubereitetes Couscous, wie auf der Packung angegeben

Serviergröße: 6:30 ABENDS

Vorbereitungszeit: 20 Minuten

Verarbeitungs methode

1. Bereiten Sie die Spieße vor:

Heizen Sie die Heißluftfritteuse auf 375 °F vor.

Tofuwürfel und Gemüse mit Olivenöl, Oregano, Salz und Pfeffer vermischen.

Tofu und Gemüse auf Spieße stecken.

2. Spieße kochen:

Ordnen Sie die Spieße in einer einzigen Schicht im Korb der Heißluftfritteuse an.

12–15 Minuten an der Luft bei 180 °C braten, dabei die Spieße nach der Hälfte der Zeit wenden, bis der Tofu goldbraun und das Gemüse zart ist.

3. Servieren:

Servieren Sie die luft gebratenen Gemüse- und

Tofu-Spieße mit gekochtem Couscous als Beilage.

Nährwert (pro Portion):

➤Kalorien: 380

➤Protein: 20g

➤Kohlenhydrate: 45 g

➤Fett: 14g

➤Faser: 8g

➤Zucker: 6g

➤

Tag 13

Luft Frittierte gefüllte Paprika mit gemahlenem Truthahn, Quinoa und schwarzen Bohnen

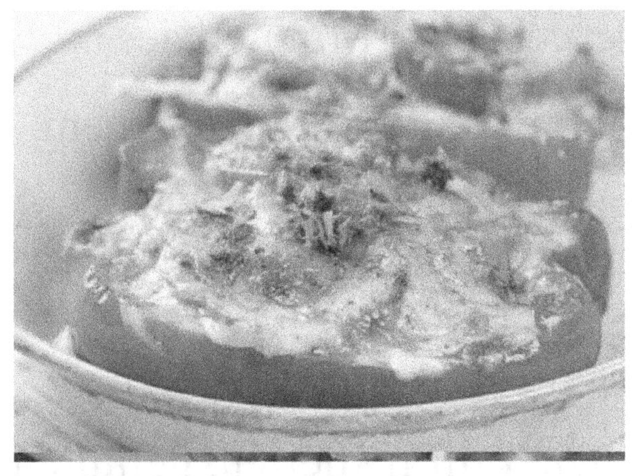

Zutaten

- ➢4 Paprika, Oberteile abgeschnitten und Kerne entfernt
- ➢1 Pfund gemahlener Truthahn
- ➢1 Tasse gekochte Quinoa
- ➢1 Tasse schwarze Bohnen, abgetropft und abgespült
- ➢1 Tasse Salsa
- ➢1 Teelöffel Kreuzkümmel
- ➢1 Teelöffel Chilipulver

- ➢Salz und Pfeffer nach Geschmack
- ➢1 Tasse geriebener Cheddar-Käse (optional)

Serviergröße: 20 minuten

Vorbereitungszeit: 25 Minuten

Verarbeitungs methode

1. Füllung vorbereiten:

In einer großen Pfanne das Putenhackfleisch bei mittlerer Hitze anbraten, bis es braun und durchgegart ist.

Gekochtes Quinoa, schwarze Bohnen, Salsa, Kreuzkümmel, Chilipulver, Salz und Pfeffer in die Pfanne geben. Zum Kombinieren umrühren.

2. Paprika füllen:

Stellen Sie die Temperatur Ihrer Heißluftfritteuse auf 375 °F ein.

Die Paprika mit der Truthahn-Quinoa-Mischung füllen.

Legen Sie die gefüllten Paprikaschoten in den Korb der Heißluftfritteuse.

3. Paprika kochen:

Die gefüllten Paprikaschoten 15–20 Minuten lang bei 180 °C an der Luft braten, bis die Paprikaschoten weich sind.

Bei Verwendung die Oberseite der Paprika während

der letzten 5 Minuten des Garvorgangs mit geriebenem Cheddar-Käse bestreuen.

4. Servieren:

Die Luft frittierten, gefüllten Paprikaschoten warm servieren.

Nährwert **(pro Portion):**

Kalorien: 450

➢Protein: 34g

➢Kohlenhydrate: 40g

➢Fett: 18g

➢Ballaststoffe: 10g

➢Zucker: 8g

Tag 14

Luft Gebratener Tilapia mit geröstetem Gemüse und braunem Reis

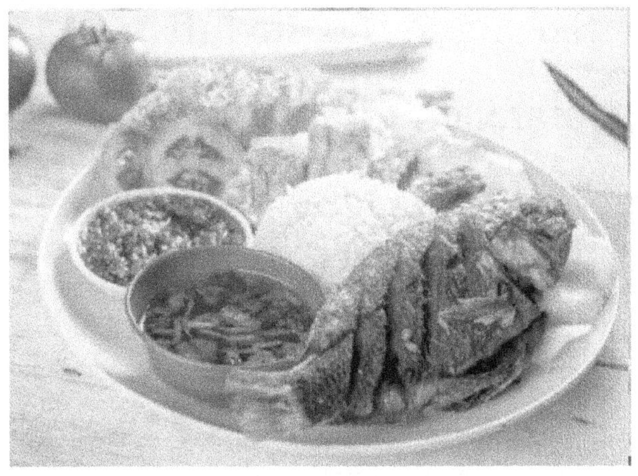

Zutaten

- ➢2 Tilapiafilets
- ➢Sie sollten Zucchini, Paprika und Karotten mischen, zwei Tassen zu Ihrem Rezept hinzufügen und würfeln
- ➢1 Tasse gekochter brauner Reis
- ➢2 Esslöffel Olivenöl
- ➢1 Teelöffel Paprika
- ➢1 Teelöffel getrocknetes Basilikum
- ➢Salz und Pfeffer nach Geschmack

Serviergröße: 6:30 ABENDS

Vorbereitungszeit: 20 Minuten

Verarbeitungs methode

1. Bereiten Sie das Gemüse vor:

Mischen Sie das Gemisch mit 1 Esslöffel Olivenöl, Paprika, getrocknetem Basilikum, Salz und Pfeffer. Legen Sie das Gemüse in den Heißluftfritteusen Korb und frittieren Sie es 15–20 Minuten lang bei 180 °C (15–20 °C) in der Luft, wobei Sie den Korb nach der Hälfte der Zeit schütteln.

2. Tilapia kochen:

Während das Gemüse kocht, die Tilapiafilets mit Salz, Pfeffer und dem restlichen Olivenöl würzen.

Sobald das Gemüse fertig ist, schieben Sie es auf eine Seite des Heißluftfritteuse Korbs.

Legen Sie die Tilapiafilets neben das Gemüse in den Heißluftfritteusen Korb.

Mit einer Gabel 10–12 Minuten bei 180 °C an der Luft braten, bis der Tilapia durchgegart ist und sich leicht zerteilen lässt.

3. Servieren:

Servieren Sie die luft gebratenen Tilapia mit geröstetem Gemüse und einer Beilage gekochtem braunem Reis.

Nährwert **(pro Portion):**

➢Kalorien: 400

➢Protein: 32g

➢Kohlenhydrate: 38 g

➢Fett: 14g

➢Faser: 6g

➢Zucker: 5g

Kapitel sieben

Diabetes Freundliche Snack-Rezepte

Tag 1

Apfelscheiben mit Mandelbutter

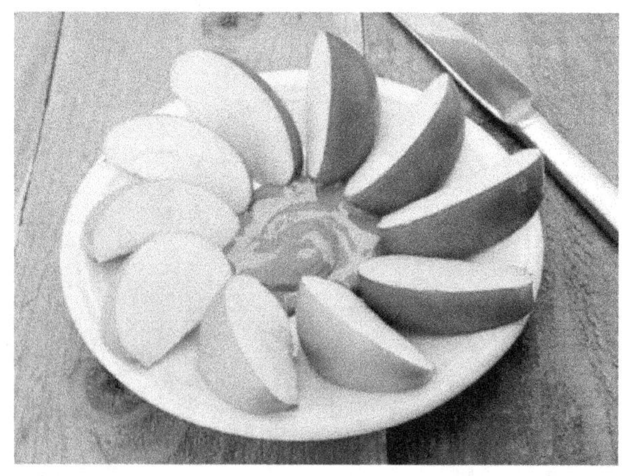

Zutaten

> Ein mittelgroßer Apfel

> Zwei TL Mandelbutter

Vorbereitungszeit: Fünf Minuten

Serviergröße: Eine Portion

Verarbeitungs methode

1. Nachdem Sie den Apfel gründlich gewaschen haben, tupfen Sie ihn trocken.

2. Nachdem Sie den Apfel entkernt haben, schneiden Sie ihn in Spalten.

3. Jede Apfelscheibe mit Mandel Butter beträufeln oder als Dip dazu servieren.

Nährwert

- ➤ 200 kcal sind etwa 200 Kalorien.
- ➤ Etwa 20 Gramm Kohlenhydrate
- ➤ Ungefähr 4 Gramm Protein
- ➤ Fettgehalt: etwa 12 Gramm
- ➤ Ballaststoffe: Ungefähr 5 Gramm

Dieser Snack ist eine sättigende und gesunde Wahl zur Kontrolle des Blutzuckerspiegels zwischen den Mahlzeiten, da er ein gutes Verhältnis von Kohlenhydraten, Eiweiß und gesunden Fetten aufweist.

Tag 2

Karottenstifte mit Hummus

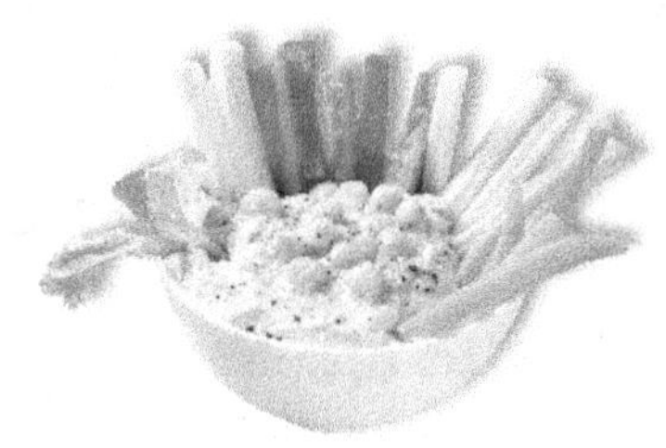

Zutaten

- ➤ Zwei mittelgroße Karotten, nach dem Schälen in Stifte geschnitten
- ➤ 1/4 Tasse Hummus

Vorbereitungszeit: Fünf Minuten

Serviergröße: Eine Portion

Verarbeitungs methode

1. Karotten sollten gereinigt, geschält und dann in Stifte geschnitten werden.

2. Ordnen Sie die Karottenstifte in einem flachen Behälter oder auf einer Platte an.

3. Die Karottenstifte mit Hummus zum Dippen servieren.

4. Genießen Sie dieses herrlich knusprige Häppchen!

Nährwert

- ➢ Kilokalorien: etwa 100 kcal
- ➢ Protein: Ungefähr 10 Gramm
- ➢ Ungefähr 3 Gramm Protein
- ➢ Gesamtfett: etwa 6 Gramm
- ➢ Ballaststoffe: Ungefähr 4 Gramm

Dieser Mittagssnack ist eine gesunde und sättigende Wahl, da er voller Ballaststoffe, Vitamine und Mineralien aus Karotten sowie Eiweiß und guten Fetten aus Hummus ist.

Tag 3

Griechischer Joghurt, garniert mit geschnittenen Erdbeeren und Müsli

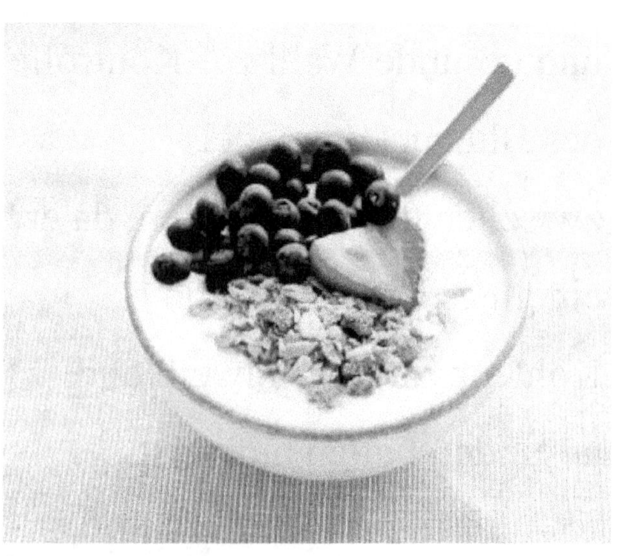

Zutaten

- ➤ Eine halbe Tasse griechischer Joghurt
- ➤ Eine halbe Tasse Erdbeeren, in Scheiben geschnitten
- ➤ Zwei Esslöffel Müsli

Vorbereitungszeit: Fünf Minuten

Serviergröße: Eine Portion

Verarbeitungs methode

1. Geben Sie den griechischen Joghurt mit einem Löffel auf eine Schüssel oder einen Teller.

2. Erdbeeren sollten geputzt, geschnitten und auf den griechischen Joghurt geschichtet werden.

3. Die Erdbeeren mit Müsli bedecken.

4. Genießen Sie den fruchtigen, knusprigen und cremigen Snack!

Nährwert

- ➤ 200 kcal sind etwa 200 Kalorien.
- ➤ Etwa 25 Gramm Kohlenhydrate
- ➤ Protein: Ungefähr fünfzehn Gramm
- ➤ Fett: etwa fünf Gramm
- ➤ Ballaststoffe: Ungefähr 4 Gramm

Dieser Snack ist eine sättigende und gesunde Wahl für einen Vormittags- oder Nachmittags Snack, da er reich an Proteinen ist und eine hervorragende

Mischung aus gesunden Fetten und Kohlenhydraten bietet.

Tag 4

Hüttenkäse mit Ananasstücken

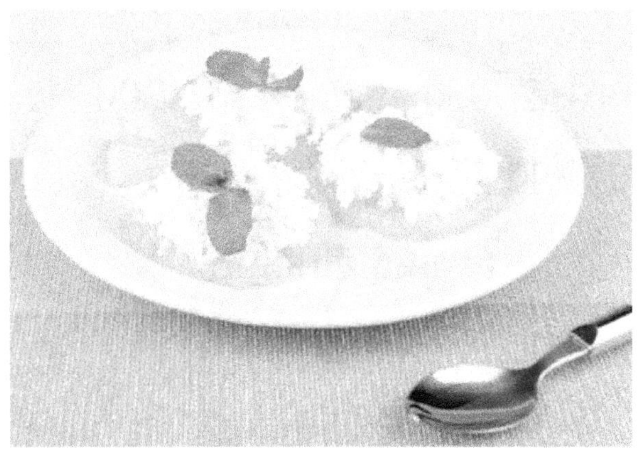

Zutaten

- ➤ Eine halbe Tasse Hüttenkäse
- ➤ 1/2 Tasse stückige Ananas (frisch oder aus der Dose in ihrem natürlichen Saft)

Vorbereitungszeit: Fünf Minuten

Serviergröße: Eine Portion

Verarbeitungs methode

1. Geben Sie den Hüttenkäse mit einem Löffel auf einen Teller oder eine Schüssel.

2. Wenn Sie Dosenananas verwenden, lassen Sie die Stücke abtropfen. Wenn Sie frische Ananas verwenden, waschen Sie sie und schneiden Sie sie in mundgerechte Stücke.

3. Zum Hüttenkäse die Ananasstücke hinzufügen.

4. Genießen Sie diesen süßen und cremigen Snack!

Nährwert

- ➤ 150 kcal sind etwa 150 Kalorien.

➢ 15 Gramm oder weniger Kohlenhydrate

➢ Protein: Ungefähr fünfzehn Gramm

➢ Fett: etwa drei Gramm

➢ Ballaststoffe: etwa ein Gramm

Dieser Snack ist zu jeder Tageszeit eine gesunde und belebende Wahl. Ananas sorgt für natürliche Süße und Vitamin C, während Hüttenkäse Kalzium und Eiweiß liefert.

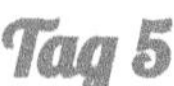

Tag 5

Trockenfrüchte und gemischte Nüsse

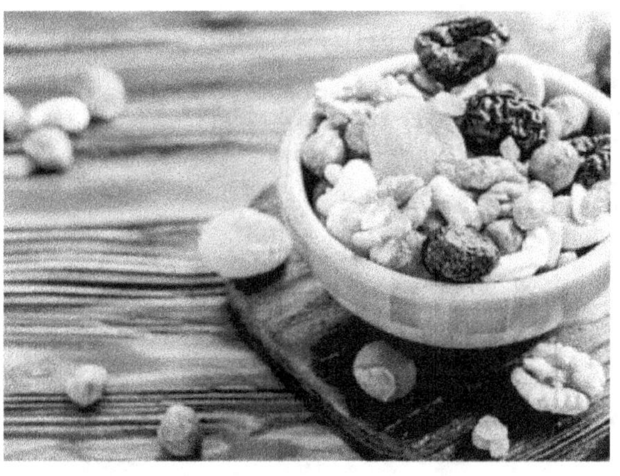

Zutaten

➢ 1/4 Tasse verschiedene Nüsse, darunter Cashewnüsse, Walnüsse und Mandeln

➢ 1/4 Tasse Trockenfrüchte (zB. Aprikosen, Preiselbeeren und Rosinen)

Vorbereitungszeit: Fünf Minuten

Serviergröße: Eine Portion

Verarbeitungsmethode

1. Sortieren und messen Sie die Trockenfrüchte und die gemischten Nüsse.

2. Mischen Sie sie in einer Schüssel oder teilen Sie sie in kleine Behälter auf.

3. Gut vermischen.

4. Genießen Sie dieses süße und knusprige Häppchen!

Nährwert

- ➢ 200 kcal sind etwa 200 Kalorien.
- ➢ Etwa 20 Gramm Kohlenhydrate
- ➢ Ungefähr 5 Gramm Protein
- ➢ Fettgehalt: etwa 12 Gramm
- ➢ Ballaststoffe: Ungefähr 3 Gramm

Dieser Snack ist eine sättigende und energiespendende Wahl für einen Mittagssnack, da er neben Vitaminen und Mineralstoffen aus Nüssen und Trockenfrüchten auch eine Kombination aus guten Fetten, Proteinen und Kohlenhydraten bietet.

Tag 6

Selleriestangen mit Erdnussbutter

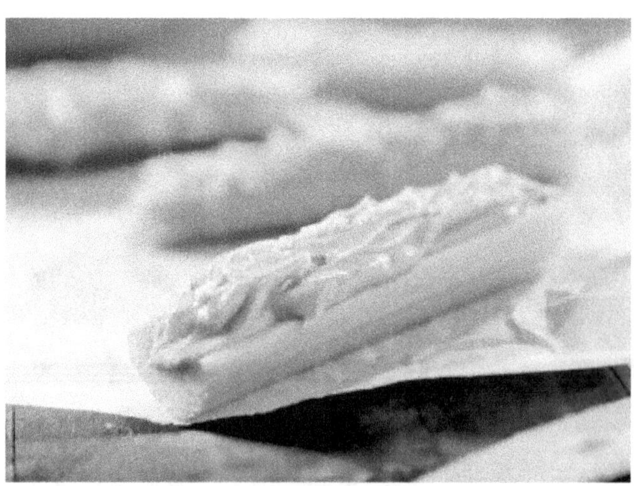

Zutaten

➤ Zwei Selleriestangen, gereinigt und geschnitten

➤ Zwei Esslöffel Erdnussbutter (oder eine andere Art Nuss- oder Samenbutter)

Vorbereitungszeit: Fünf Minuten

Serviergröße: Eine Portion

Verarbeitungs methode

1. Nach dem Waschen die Enden der Selleriestangen abschneiden.

2. Den Sellerie entstielen und in kleine, handliche Stücke schneiden.

3. Erdnussbutter entlang der Mittelrille jeder Selleriestange verteilen.

4. Genießen Sie dieses cremige, knusprige Häppchen!

Nährwert

➤ 200 kcal sind etwa 200 Kalorien.

➤ Etwa 8 Gramm Kohlenhydrate

➤ Ungefähr 6 Gramm Protein

➤ Fettgehalt: etwa 16 Gramm

➤ Ballaststoffe: Ungefähr 3 Gramm

Mit der Zugabe von Eiweiß und guten Fetten aus Erdnussbutter sowie der Feuchtigkeits- und Ballaststoffzufuhr von Sellerie ist dieser Snack eine sättigende und gesunde Möglichkeit, den Hunger zwischendurch zu stillen.

Tag 7

Edamame mit Meersalz

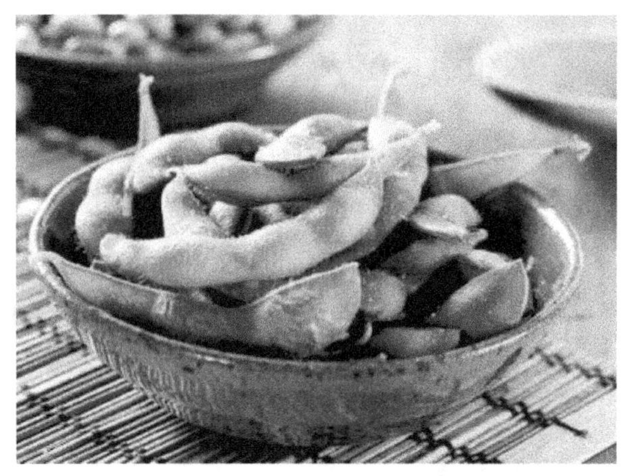

Zutaten

- ➢ Eine Tasse gefrorenes oder frisches Edamame
- ➢ Zum Abschmecken Meersalz

Vorbereitungszeit: 5 Minuten (gefrorenes Edamame nach Packungsanweisung kochen).

Serviergröße: Eine Portion

Verarbeitungs methode

1. Wenn Sie gefrorenes Edamame verwenden, kochen Sie es wie auf der Packung angegeben. Wenn Sie frisches Edamame verwenden, blanchieren Sie es drei bis fünf Minuten lang in kochendem Wasser, bevor Sie es abgießen.

2. Zum Abschmecken das gekochte Edamame mit Meersalz würzen.

3. Genießen Sie diesen sättigenden und proteinreichen Snack!

Nährwert

- ➤ Kilokalorien: etwa 100 kcal
- ➤ Etwa 8 Gramm Kohlenhydrate
- ➤ Ungefähr 9 Gramm Protein
- ➤ Fett: etwa drei Gramm
- ➤ Ballaststoffe: Ungefähr 4 Gramm

Meersalz sorgt für Geschmack, ohne Kalorien hinzuzufügen, und Edamame ist eine hervorragende Quelle für pflanzliches Protein und Ballaststoffe. Zusammen ergeben diese Zutaten einen kalorienarmen, nährstoffreichen Snack, der den Heißhunger stillen kann.

Tag 8

Bananenscheiben mit Mandelbutter auf Reiskuchen

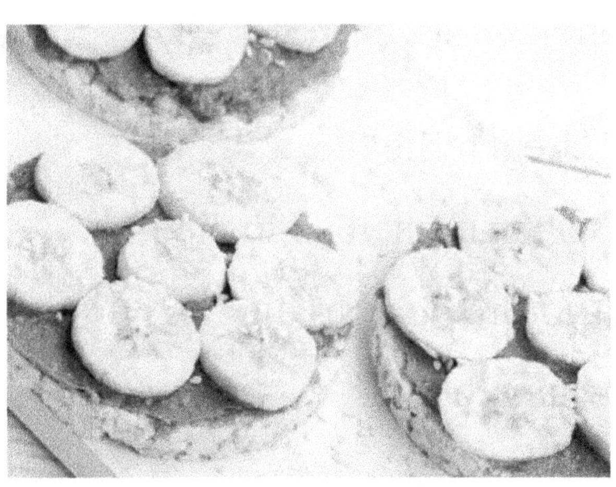

Zutaten

- ➤ Ein Reiskuchen
- ➤ Ein Löffel Mandelbutter
- ➤ Die Hälfte einer mittelgroßen Banane, geschnitten

Vorbereitungszeit: Fünf Minuten

Serviergröße: Eine Portion

Verarbeitungs methode

1. Mandelbutter gleichmäßig auf dem Reiskuchen verteilen.

2. Legen Sie die Bananenscheiben in eine Anordnung über die Mandelbutter.

3. Genießen Sie dieses etwas süße, cremige und knusprige Knabberzeug!

Nährwert

- ➢ 150 kcal sind etwa 150 Kalorien.
- ➢ Etwa 20 Gramm Kohlenhydrate
- ➢ Ungefähr 3 Gramm Protein
- ➢ Fett: etwa sieben Gramm
- ➢ Ballaststoffe: Ungefähr 3 Gramm

Dieser Snack ist eine sättigende und gesunde Wahl für einen schnellen Muntermacher, da Reiskuchen eine leichte und knusprige Basis bieten, Mandelbutter Eiweiß und gesunde Fette hinzufügt und Bananen natürliche Süße und Ballaststoffe bieten.

Tag 9

Hüttenkäse mit geschnittenen Pfirsichen

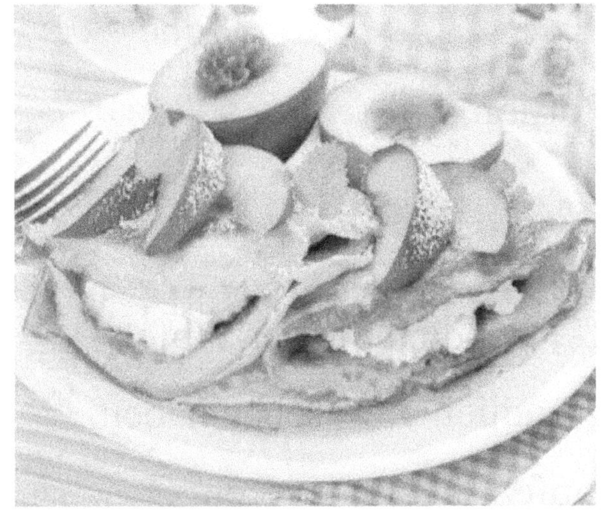

Zutaten

- ➤ Eine halbe Tasse Hüttenkäse
- ➤ 1/2 mittelgroße Pfirsichscheiben

Vorbereitungszeit: Fünf Minuten

Serviergröße: Eine Portion

Verarbeitungs methode

1. Geben Sie den Hüttenkäse mit einem Löffel auf einen Teller oder eine Schüssel.

2. Den Pfirsich schälen und in dünne Scheiben oder Spalten schneiden.

3. Die Pfirsichstücke über den Hüttenkäse legen.

4. Genießen Sie diesen süßen und cremigen Snack!

Nährwert

- ➤ Kilokalorien: etwa 100 kcal
- ➤ Protein: Ungefähr 10 Gramm
- ➤ Ungefähr 10 Gramm Protein
- ➤ Fettgehalt: etwa 2 Gramm
- ➤ Ballaststoffe: etwa ein Gramm

Die natürliche Süße und das Vitamin C der Pfirsiche verbinden sich mit dem Protein und Kalzium des Hüttenkäses zu einem gesunden und angenehmen Snack, den Sie zu jeder Tageszeit genießen können.

Tag 10

Griechischer Joghurt mit Honig und Müsli

Zutaten

- ➤ Ein mittelgroßer Apfel
- ➤ Ein halber Teelöffel gemahlener Zimt

Vorbereitungszeit: Fünf Minuten

Serviergröße: Eine Portion

Verarbeitungs methode

1. Nachdem Sie den Apfel gründlich gewaschen haben, tupfen Sie ihn trocken.

2. Schneiden Sie den Apfel nach dem Entfernen des Kerngehäuses in Spalten oder Scheiben.

3. Die Apfelscheiben mit gemahlenem Zimt bestreuen.

4. Genießen Sie diesen leckeren und einfachen Snack!

Nährwert

- ➤ Ungefähr 70 kcal Kalorien
- ➤ Etwa 20 Gramm Kohlenhydrate

➢ Ungefähr null Gramm Protein

➢ Fett: etwa null Gramm

➢ Ballaststoffe: Ungefähr 4 Gramm

Äpfel sorgen auf natürliche Weise für Süße und Ballaststoffe, während Zimt für Geschmack und Wärme sorgt, ohne Kalorien hinzuzufügen, was diesen Snack zu einem köstlichen und gesunden Snack macht, der den Heißhunger stillt.

Tag 11

Griechischer Joghurt mit Honig und Müsli

Zutaten

➢ Eine halbe Tasse griechischer Joghurt

➢ Ein TL Honig

➢ Zwei Esslöffel Müsli

Vorbereitungszeit: Fünf Minuten

Serviergröße: Eine Portion

Verarbeitungs methode

1. Geben Sie den griechischen Joghurt mit einem Löffel auf eine Schüssel oder einen Teller.

2. Honig über den Joghurt gießen.

3. Nach Belieben mit Müsli belegen.

4. Genießen Sie diesen knusprigen, zuckerhaltigen und cremigen Snack!

Nährwert

- ➤ 200 kcal sind etwa 200 Kalorien.
- ➤ Etwa 25 Gramm Kohlenhydrate
- ➤ Protein: Ungefähr fünfzehn Gramm
- ➤ Fett: etwa fünf Gramm
- ➤ Ballaststoffe: Ungefähr 4 Gramm

Dieser Snack ist eine sättigende und gesunde Wahl für jede Tageszeit. Griechischer Joghurt bietet Eiweiß und Probiotika, Honig sorgt für natürliche Süße und Müsli sorgt für Knusprigkeit und Ballaststoffe.

Studentenfutter mit Nüssen, Samen und Trockenfrüchten

Zutaten

- ➤ 1/4 Tasse verschiedene Nüsse, darunter Walnüsse, Cashewnüsse und Mandeln
- ➤ Zwei Teelöffel Samen, vorzugsweise Sonnenblumen- oder Kürbiskerne
- ➤ Zwei Esslöffel Trockenfrüchte, vorzugsweise Aprikosen, Preiselbeeren oder Rosinen

Vorbereitungszeit: Fünf Minuten

Serviergröße: Eine Portion

Bereiten Sie Methoden vor

1. Teilen Sie die Trockenfrüchte, die Gemischten Nüsse und die Samen zu gleichen Teilen auf.

2. Mischen Sie sie in einer Schüssel oder teilen Sie sie in kleine Behälter auf.

3. Gut vermischen.

4. Genießen Sie dieses herrlich knusprige Häppchen!

Nährwert

- ➤ 200 kcal sind etwa 200 Kalorien.
- ➤ 15 Gramm oder weniger Kohlenhydrate
- ➤ Ungefähr 5 Gramm Protein
- ➤ Fettgehalt: etwa 12 Gramm

➤ Ballaststoffe: Ungefähr 3 Gramm

Dieser Snack ist eine sättigende und energiespendende Wahl für einen Mittagssnack, da er eine Kombination aus gesunden Fetten, Proteinen und Kohlenhydraten sowie Vitaminen und Mineralien aus Nüssen, Samen und Trockenfrüchten bietet.

Tag 13

Griechischer Joghurt mit gemischten Beeren

Zutaten

- ➤ Eine halbe Tasse griechischer Joghurt

➢ Eine halbe Tasse gemischte Beeren, darunter Himbeeren, Blaubeeren und Erdbeeren

Vorbereitungszeit: Fünf Minuten

Serviergröße: Eine Portion

Verarbeitungs methode

1. Geben Sie den griechischen Joghurt mit einem Löffel auf eine Schüssel oder einen Teller.

2. Beeren waschen und über den Joghurt streuen.

3. Bei Bedarf vorsichtig mischen.

4. Genießen Sie diesen kühlen und cremigen Snack!

Nährwert

➢ Kilokalorien: etwa 100 kcal

➢ 15 Gramm oder weniger Kohlenhydrate

➢ Ungefähr 10 Gramm Protein

➢ Fettgehalt: etwa 2 Gramm

➢ Ballaststoffe: Ungefähr 3 Gramm

Dieser Snack ist zu jeder Tageszeit sättigend und gesund. Griechischer Joghurt liefert Eiweiß und Probiotika, während gemischte Beeren natürliche Süße, Ballaststoffe und Antioxidantien bieten.

Tag 14

Karottenstifte mit Hummus

Zutaten

- ➤ Zwei mittelgroße Karotten, nach dem Schälen in Stifte geschnitten
- ➤ 1/4 Tasse Hummus

Vorbereitungszeit: Fünf Minuten

Serviergröße: Eine Portion

Verarbeitungs methode

1. Karotten sollten gereinigt, geschält und dann in Stifte geschnitten werden.

2. Ordnen Sie die Karottenstifte in einem flachen Behälter oder auf einer Platte an.

3. Die Karottenstifte mit Hummus zum Dippen servieren.

4. Genießen Sie dieses herrlich knusprige Häppchen!

Nährwert

- ➤ Kilokalorien: etwa 100 kcal
- ➤ Protein: Ungefähr 10 Gramm
- ➤ Ungefähr 3 Gramm Protein
- ➤ Gesamtfett: etwa 6 Gramm
- ➤ Ballaststoffe: Ungefähr 4 Gramm

Hummus liefert Eiweiß und gute Fette, während Karotten Beta-Carotin und Ballaststoffe liefern. Zusammengenommen machen diese Zutaten diesen Snack zu einer gesunden und sättigenden Möglichkeit, den Hunger zwischendurch zu stillen.

Kapitel Acht

Verwöhnende Desserts für diabetes freundliche Leckereien

Der Schlüssel zu diabetikerfreundlichen Dessertrezepten liegt in der Verwendung natürlicher Süße, reichlich Eiweiß, Ballaststoffen und gesunden Komponenten Verhältnissen, um einen Anstieg des Blutzuckers zu vermeiden.

Die Geschmackskombinationen sollten reichhaltig genug sein, um Sie zufriedenzustellen, ohne dass übergroße Portionen erforderlich sind.

Schließlich sollten die Rezepte so einfach sein, dass Sie eine große Menge zubereiten und für den Moment aufbewahren können, in dem Sie großen Hunger verspüren. Oder Sie bereiten sie im Voraus zu und frieren sie für einen späteren Zeitpunkt ein.

Entdecken Sie den Zauber von Zuckerersatzstoffen

Ein Ansatz, um diabetikergerechte Süßigkeiten herzustellen, ist der Einsatz von Zuckeralternativen. Wir schauen uns verschiedene Zuckeralternativen an und informieren Sie über deren Geschmack, Textur und Verwendung in Rezepten, darunter Erythrit, Stevia und Mönchsfrucht. Sie werden feststellen, dass die Reduzierung des Zuckergehalts Ihrer Leckereien mit diesen natürlichen Süßungsmitteln ein köstlicher Ersatz ist.

1. Stevia: Das bezaubernde Naturwunder

Aus den Blättern der Stevia-Pflanze wird Stevia, ein natürlicher Süßstoff, hergestellt. Es ist bekannt für seine erstaunliche Süße ohne zusätzliche Kalorien oder Kohlenhydrate. Steviolglykoside, der Hauptbestandteil von Stevia, haben das Potenzial, 300-mal süßer als Zucker zu sein. Dies macht es zu einer fantastischen Wahl für alle, die einen Zuckerersatz suchen, der den Blutzuckerspiegel nicht beeinflusst.

In Ihren Dessert Rezepten können Sie entweder flüssiges oder pulverförmiges Stevia verwenden. Es eignet sich gut als Zuckerersatz und sorgt für Süße. Bedenken Sie, dass Stevia anfangs möglicherweise etwas anders schmeckt als Zucker, sodass möglicherweise eine gewisse Umgewöhnung erforderlich ist. Um herauszufinden, was Ihrer Palette gefällt, probieren Sie ein paar verschiedene Kombinationen aus.

2. Erythrit: Zuckers Zwillingsgeschwister

Erythritol ist ein Zuckeralkohol, der häufig anstelle von Zucker verwendet wird. Es erhöht weder den Blutzuckerspiegel noch die Kalorienaufnahme, obwohl es wie Zucker schmeckt und aussieht. Erythrit erfreut sich zunehmender Beliebtheit, da es den Geschmack und die Textur von Zucker nachahmen kann, ohne dessen Nachteile zu haben. Es eignet sich hervorragend zum Backen und Kochen von Süßigkeiten.

Es ist wichtig zu bedenken, dass Erythritol, insbesondere in großen Mengen, ein Kältegefühl auf der Zunge hervorrufen kann, wenn es in Dessert Rezepten für Diabetiker verwendet . Für die Mehrheit der Menschen hat dies keine große Bedeutung und schmälert nicht ihre Freude an der Wüste im Allgemeinen.

3. Mönchsfrucht: Ein herrliches Geheimnis der Natur

Die Quelle der Süße der Mönchsfrucht ist Luo Han Guo, manchmal auch als Mönchsfrucht bezeichnet. Hierbei handelt es sich um einen weiteren natürlich vorkommenden Zuckerersatz, der wenig Kalorien hat und den Blutzuckerspiegel nicht wesentlich beeinflusst. Da der Süßstoff aus Mönchs Früchten hitzestabil ist, kann er zum Backen und Braten verwendet werden.

Der in Mönchs Früchten enthaltene natürliche Zucker stammt aus Verbindungen, die Mogroside genannt werden. Die Süße dieser Microsites ist hundertmal höher als die von Zucker. Der Süßstoff aus Mönchs Früchten ist bekannt für seine Fähigkeit, Süße zu verleihen, ohne einen unangenehmen Nachgeschmack zu hinterlassen.

4. Ein Zuckeralkohol Ersatz: Xylitol

Xylit, ein Zuckeralkohol, ist süßer als Zucker, hat aber einen niedrigeren glykämischen Index und weniger Kalorien. Es kann in Dessert Rezepten verwendet werden und ist häufig in zuckerfreiem Kaugummi und Süßigkeiten enthalten.

Da das Xylitol jedoch für Hunde schädlich sein kann, sollten Sie bei der Einnahme vorsichtig sein, wenn Sie Haustiere haben.

5. Verschiedene Zucker mischen

In mehreren Dessert Rezepten in diesem Kapitel werden mehrere Zuckerersatzstoffe gemischt, um einen herrlich süßen Geschmack zu erzielen. Experimentieren ist der Schlüssel, um die perfekte Mischung für Ihre Vorlieben zu finden. Die Kombination mehrerer Süßstoffe kann zu einem abgerundeten süßen Profil und einer Verringerung etwaiger Nachgeschmackseffekte führen.

Es ist wichtig, jeden einzelnen Zuckerersatz gemäß den empfohlenen Mengen und Anweisungen zu verwenden. Dadurch wird sichergestellt, dass Ihre Leckereien sowohl köstlich als auch für Menschen mit Diabetes geeignet sind.

In den Rezepten in diesem Kapitel gehen wir darauf ein, welche Zuckerersatzstoffe verwendet werden, wie viel davon und wie man daraus Süßigkeiten herstellt, die sättigend, süß und zur Diabeteskontrolle geeignet sind. Genießen Sie die Vorteile dieser Zuckerersatzstoffe in Ihren köstlichen Desserts, ohne ein schlechtes Gewissen zu haben.

Sie könnten künstliche Süßstoffe oder andere Zuckerersatzstoffe verwenden, wenn Sie versuchen, Kalorien und Zucker in Ihrer Ernährung zu reduzieren.

Zu den „zuckerfreien" oder „Diät"-Mahlzeiten und -Getränken zählen Erfrischungsgetränke, Backwaren und andere Artikel, die künstliche Süßstoffe oder andere Zuckerersatzstoffe enthalten. Was genau sind diese verschiedenen Süßstoffe? Wie passen Sie auch in Ihre Ernährung?

Identifizierung künstlicher Süßstoffe und anderer Zuckerersatzstoffe

Zuckerersatzstoffe sind Süßstoffe, die anstelle von normalem Haushaltszucker (Saccharose) verwendet werden. Künstliche Süßstoffe bieten nur eine Alternative zu Zucker.

Zuckerersatzstoffe sind ein anspruchsvolles Thema. Ein Problem besteht darin, dass der Wortlaut an mehreren Stellen vage ist.

Manche Hersteller bezeichnen ihre Süßstoffe als „natürlich", auch wenn sie raffiniert oder verarbeitet wurden. Ein Beispiel sind Produkte, die mit Stevia hergestellt wurden. Darüber hinaus werden bestimmte künstliche Süßstoffe – Sucralose beispielsweise wird aus Zucker gewonnen – aus Substanzen gewonnen, die in der Natur vorkommen.

Rein natürliche Süßstoffe

Natürliche Süßstoffe sind Zuckerersatzstoffe, die oft gesünder als andere Zuckerersatzstoffe oder gewöhnlicher Zucker angepriesen werden. Aber auch diese vermeintlich „natürlichen Süßstoffe" werden oft weiterverarbeitet und veredelt.

Die folgenden natürlichen Süßstoffe wurden von der FDA als allgemein sicher eingestuft:

- Saft aus Früchten
- Zucker
- Honig und Melasse
- Ahornsirup

Künstliche Süßstoffe

Zuckerersatzstoffe sind synthetische Süßstoffe. Dennoch könnten sie aus natürlich vorkommenden Zutaten wie Zucker oder Pflanzen hergestellt werden. Künstliche Süßstoffe werden oft als starke Süßstoffe bezeichnet, da sie viel süßer als Zucker sind.

Künstliche Süßstoffe könnten ein verführerischer Ersatz für Zucker sein, da sie Ihrer Ernährung nicht viele Kalorien hinzufügen. Außerdem benötigen Sie zum Süßen nicht die übliche Menge Zucker, sondern nur eine kleine Menge künstlicher Süßstoffe.

Verwendungsmöglichkeiten für künstliche Süßstoffe

Künstliche Süßstoffe sind in vielen verarbeiteten Lebensmitteln enthalten, darunter Erfrischungsgetränke, Getränkemischungen in Pulverform und andere Getränke.

- Backwaren
- Süßigkeiten
- Süßigkeiten
- Lebensmitteldosen
- Marmeladen und Gelees
- Milchprodukte

Auch für den Heimgebrauch erfreuen sich künstliche Süßstoffe großer Beliebtheit. Einige können sogar zum Backen und Kochen verwendet werden.

Da künstliche Süßstoffe im Gegensatz zu Zucker nicht zur Masse oder zum Volumen beitragen, müssen bestimmte Rezepte möglicherweise angepasst werden. Informationen zur richtigen Verwendung zu Hause finden Sie auf den Etiketten der künstlichen Süßstoffe.

Bestimmte künstliche Süßstoffe können einen geschmacklichen Nachgeschmack hinterlassen. Die Verwendung von anderen künstlichen Süßstoffen oder einer Kombination davon kann den Geschmack verbessern.

Dessert Rezepte für Diabetes

Knusprige Äpfel mit Zimt

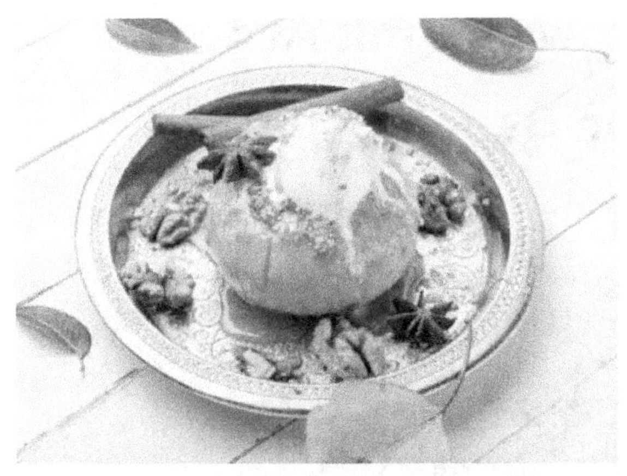

Zutaten

- Eine Tasse Mandelmehl
- Zwei TL Mehl aus Kokosnuss
- Ein TL fein gemahlener Zimt
- Zwei mittelgroße Äpfel würfeln und Schale und Kerngehäuse entfernen.
- Ein halber Teelöffel Backpulver
- Zwei Teelöffel Erythritol-Pulver (ein Zuckerersatz)
- Zwei große Eier
- Ein Teelöffel Vanilleessenz
- Nebel zum Kochen

Nährwert

➢Zehn Gramm Kohlenhydrate und 120 Kalorien

➢Zwei Gramm Zucker

➢4 Gramm Ballaststoffe

➢Fünf Gramm Protein

➢Acht Gramm Fett

Verarbeitungs methode

1. In einer Rührschüssel Mandelmehl, Kokosmehl, Backpulver, Zimt und Erythritol-Pulver vermischen.

2. In einer separaten Schüssel Eier und Vanilleessenz verrühren. Die gewürfelten Äpfel hinzufügen und die trockenen Zutaten unterrühren, bis ein Teig entsteht.

3. Geben Sie mit einem Kekslöffel löffelweise den mit Kochspray bestrichenen Teig in den Heißluftfritteusen Korb.

4. Die Krapfen wurden bei 175 °C (350 °F) 10 bis 12 Minuten lang Luft gebacken, wobei sie nach der Hälfte der Zeit gewendet wurden, bis sie goldbraun waren.

Brownies mit Avocado und Schokolade

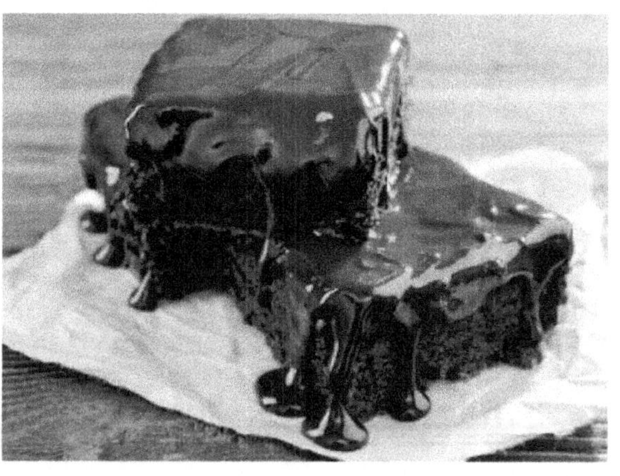

Zutaten

➤ Zwei reife Avocados, püriert

➤ 1/2 Tasse ungesüßtes Kakaopulver

➤ 1/4 Tasse Erythritol-Pulver (Zuckerersatz)

➤ Eine dritte Tasse Mandelmehl

➤ Zwei große Eier

➤ Ein halber Teelöffel Backpulver

➤ Ein Teelöffel Vanilleessenz

➤ 1/4 Teelöffel Salz

Nährwert

➤ 110 Energie

➤ Sieben Gramm Kohlenhydrate

➤ Ein Gramm Zucker

➤ Fünf Gramm Ballaststoffe

➤ Vier Gramm Protein

➤ Neun Gramm Fett

Verarbeitungs methode

Stellen Sie die Temperatur Ihrer Heißluftfritteuse auf 325 °F oder 165 °C ein.

2. In einer Rührschüssel die zerdrückten Avocados, Mandelmehl, Erythritol, Pulver, Eier, Vanilleextrakt, Backpulver und Salz vermischen.

3. Geben Sie den Teig in die für die Heißluftfritteuse geeignete Pfanne.

4. Bei schwacher Hitze 20 bis 25 Minuten kochen, oder bis sich das Essen leicht von einem Zahnstocher lösen lässt.

Leckeres Beerenparfait

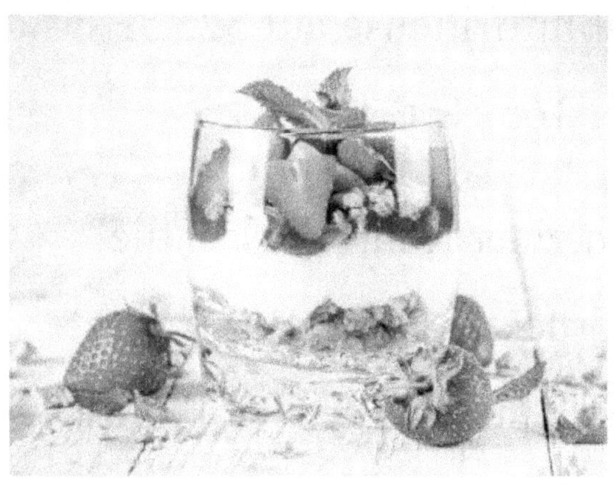

Zutaten

Eine einzelne Tasse Beeren, darunter Blaubeeren, Erdbeeren und Himbeeren

- ➤ 1 Eine einzelne Tasse griechischer Joghurt
- ➤ 1/4 Tasse Müsli ohne Zucker
- ➤ Ein Löffel Erythritol-Pulver (ein Zuckerersatz)

Nährwert

- ➤ 150 Milligramm Kohlenhydrate und 150 Kalorien
- ➤ Fünf Gramm Zucker
- ➤ 3 Gramm Ballaststoffe
- ➤ Zehn Gramm Protein
- ➤ Sechs Gramm Fett

Verarbeitungs methode

1. In einer Schüssel griechischen Joghurt und Erythritol-Pulver vermischen.

2. Müsli, gemischte Beeren und Joghurt in Gläser oder Servierteller geben.

3. Nachdem Sie weitere Schichten hinzugefügt haben, bestreuen Sie das Ganze mit dem darüber gestreuten Müsli.

Zitronenschalen-Cupcak es

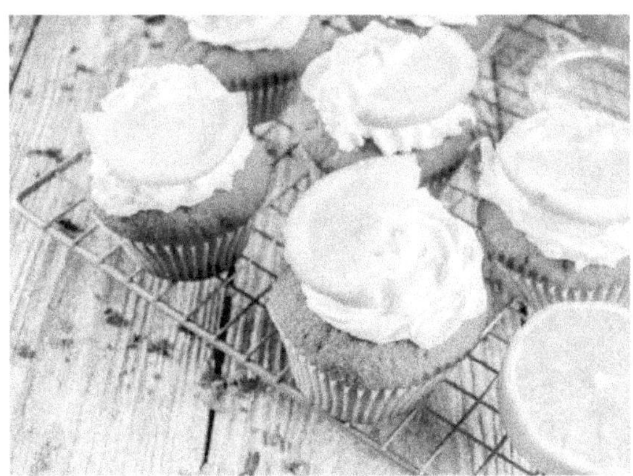

Zutaten

- ein halber Teelöffel Backpulver;
- Eine Tasse Mandelmehl;
- Eine viertel Tasse Kokosmehl
- 1/4 Tasse Erythritol Pulver, ein Zuckerersatz;
- 1/4 Teelöffel Salz
- Die Schale einer Zitrone
- Zwei große Eier
- 1/4 Tasse zuckerfreie Mandelmilch

- Eine viertel Tasse Zitronensaft
- Ein Teelöffel Vanilleessenz

Nährwert

- Acht Gramm Kohlenhydrate und 120 Kalorien
- Ein Gramm Zucker
- 3 Gramm Ballaststoffe
- Fünf Gramm Protein
- Acht Gramm Fett

Verarbeitungs methode

1. In einer Schüssel Mandelmehl, Kokosmehl, Backpulver, Zitronenschale, Erythritol, Pulver und Salz vermischen.

2. In einer separaten Schüssel Eier, Mandelmilch,

Vanilleessenz und Zitronensaft vermischen.

3. Mischen Sie die nassen und trockenen Zutaten, bis sie gut vermischt sind.

4. Füllen Sie mit einem Löffel Cupcake-Förmchen in eine Pfanne, die für eine Heißluftfritteuse geeignet ist, mit Teig.

5. Die Cupcakes wurden 10 bis 12 Minuten lang oder bis sie fest waren, bei 165 °C (325 °F) Luft gebacken.

Snacks mit Kürbiskuchen

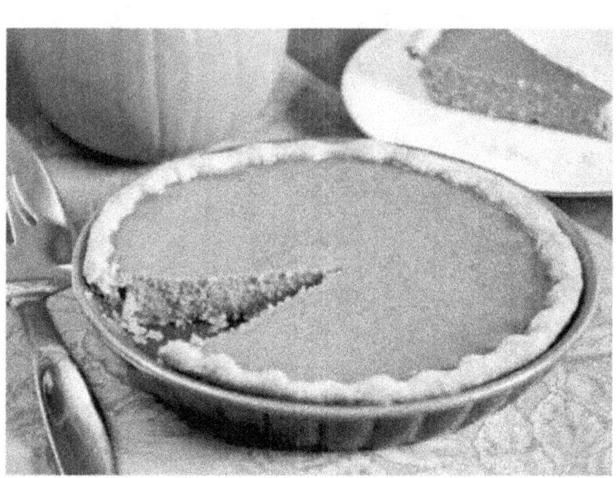

Zutaten

- ➤ Eine viertel Tasse Mandelmehl
- ➤ 1/4 Tasse Erythritol-Pulver (Zuckerersatz)
- ➤ Eine Tasse pürierter Kürbis aus der Dose
- ➤ Ein TL gemahlener Zimt
- ➤ 1/2 Teelöffel frisch gemahlene Muskatnuss
- ➤ 1/4 Teelöffel gemahlene Nelken
- ➤ Ein großes Ei

➢ Ein Teelöffel Vanilleessenz

➢ Ein viertel Teelöffel Salz

Nährwert

➢ Achtzig Kalorien

➢ Sieben Gramm Kohlenhydrate

➢ Ein Gramm Zucker

➢ 3 Gramm Ballaststoffe

➢ Vier Gramm Protein

➢ Fünf Gramm Fett

Verarbeitungs methode

1. In einer Rührschüssel Kürbispüree, Mandelmehl, Erythritol, Pulver, Nelken, Zimt und Salz vermischen.

2. In einer anderen Schüssel das Ei und den Vanilleextrakt verrühren.

3. Mischen Sie gut, nachdem Sie die feuchte Mischung zu den trockenen Komponenten hinzugefügt haben.

4. Sprühen Sie Kochspray auf ein kleines Muffinblech und fetten Sie es ein. Geben Sie die Mischung in jede Tasse.

5. Bei 350 °F/175 °C 15 bis 18 Minuten lang backen, oder bis es fest ist.

Cobbler mit einer Beerenmischung

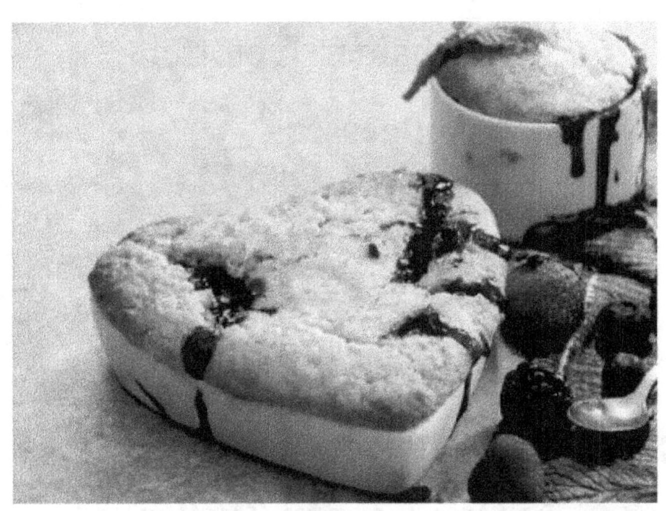

Zutaten

- eineinhalb Tassen Mandelmehl
- zwei Tassen Blaubeeren, Himbeeren und Erdbeeren zusammen;
- 1/4 Tasse Erythritol-Pulver, ein Zuckerersatz.
- Ein halber Teelöffel Backpulver
- 1/4 Teelöffel Salz
- 1/4 Tasse ungesalzene Butter geschmolzen
- Ein großes Ei
- Ein halber Teelöffel Vanilleessenz

Nährwert

- 150 Kalorien und 10 Gramm Kohlenhydrate
- Drei Gramm Zucker
- 4 Gramm Ballaststoffe
- Drei Gramm Protein
- 11g Fett

Verarbeitungs methode

1. In einer Schüssel die Beeren mit zwei Esslöffeln Erythritol-Pulver vermischen.

2. In einer separaten Schüssel Mandelmehl, Backpulver, Salz und das restliche Erythritol-Pulver vermischen.

3. Die geschmolzene Butter, das Ei und den Vanilleextrakt einrühren, bis ein Teig entsteht.

4. Geben Sie den Teig über die Beerenmischung, die auf den Boden einer für die Heißluftfritteuse geeigneten Form gegeben wurde.

5. Backen Sie den Cobbler 25 bis 30 Minuten lang bei 175 °C (350 °F) oder bis die Beeren Blasen bilden und die Kruste goldbraun ist.

In Schokolade getunkte Erdbeeren

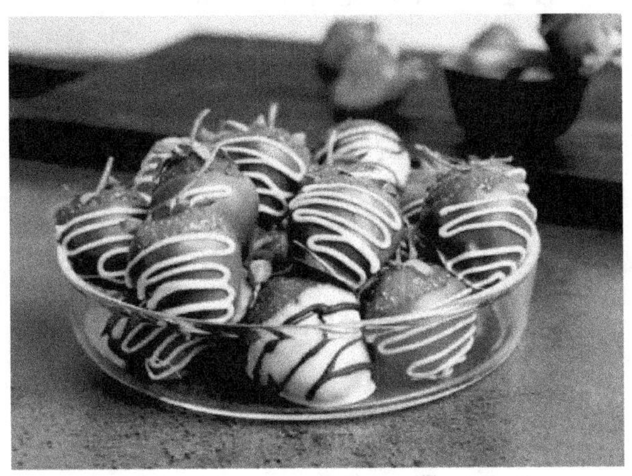

Zutaten

- ➢ – Ein halber Teelöffel Kokosöl
- ➢ 2 Unzen gehackte dunkle Schokolade ohne Zuckerzusatz

- ➢ Ein Dutzend frisch gewaschene und getrocknete Erdbeeren

Nährwert

- ➢ -40 Kalorien
- ➢ Fünf Gramm Kohlenhydrate
- ➢ Zwei Gramm Zucker
- ➢ 2 Gramm Ballaststoffe
- ➢ Ein Gramm Protein
- ➢ 2,5 Gramm Fett

Verarbeitungs methode

1. Die gehackte dunkle Schokolade und das Kokosöl in einer mikrowellengeeigneten Schüssel vermischen. In kurzen Stößen in der Mikrowelle erhitzen, bis sie vollständig geschmolzen ist, dabei zwischendurch umrühren.

2. Tauchen Sie jede Erdbeere in die geschmolzene Schokoladen Mischung und lassen Sie die überschüssige Schokoladenmischung auf den Boden fallen.

3. Nachdem Sie die Erdbeeren eingetaucht haben, legen Sie sie auf ein mit Backpapier ausgelegtes Tablett und stellen Sie sie 20 bis 30 Minuten lang in den Kühlschrank, damit die Schokolade fest werden kann.

Kleine Käsekuchen

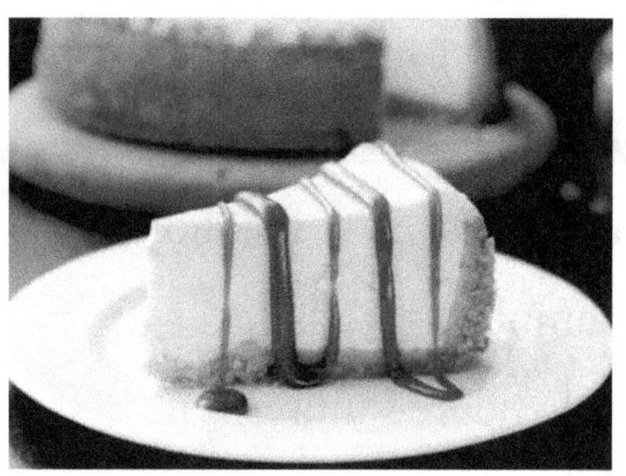

Zutaten

➤ Eine Tasse weich gewordener Frischkäse

➤ 1/4 Tasse Erythritol-Pulver, das anstelle von Zucker verwendet werden kann.

➤ Ein großes Ei

➤ Ein halber Teelöffel Vanilleessenz

➤ Eine viertel Tasse Mandelmehl

➤ Optionale Fruchtkonfitüre ohne Zuckerzusatz

Nährwert

➤ 140 mg Kalorien

➤ Vier Gramm Kohlenhydrate

➤ Ein Gramm Zucker

➤ Ein Gramm Ballaststoffe

➤ Fünf Gramm Protein

➤ 11g Fett

Verarbeitungs methode

1. Erythritol, Pulver und Frischkäse in einer Schüssel vermischen und glatt rühren.

2. Sie sollten das Ei und die Vanilleessenz vermischen

3. Das Mandelmehl hinzufügen und verrühren, bis alles gut vermischt ist.

4. Den Teig in Muffinformen füllen, die in einer Heißluftfritteuse verwendet werden können.

5. Bei 165 °C (325 °F) 12 bis 15 Minuten lang backen, oder bis die Ränder knusprig sind.

6. Abkühlen lassen und nach Belieben mit zuckerfreien Fruchtkonfitüren belegen.

Abschluss

Dieses Buch ist als umfassender Leitfaden für Menschen mit neuer Diabetesdiagnose konzipiert und bietet praktische Lösungen zur Bewältigung der Erkrankung durch Ernährung. Jeder Abschnitt enthält wichtige Informationen und umsetzbare Schritte, die es Ihnen erleichtern, gesündere Essgewohnheiten in Ihren Alltag zu integrieren.

Der erste Teil erläutert die Diabetestypen, einschließlich Typ 1 und Typ 2, und bietet Einblicke in deren Prävention und Behandlung. Das Verständnis der Unterschiede zwischen diesen Typen ist entscheidend für die Umsetzung geeigneter Ernährungs- und Lebensstiländerungen.

Im nächsten Abschnitt werden die wichtigsten Lebensmitteleinkäufe für Personen mit Typ-2-Diabetes aufgeführt. Es enthält detaillierte Informationen zur Auswahl der besten Lebensmittel zur Aufrechterhaltung eines stabilen Blutzuckerspiegels und hebt nahrhafte Optionen hervor, die sowohl gesund als auch lecker sind.

Im Anschluss daran gibt es einen 14-tägigen Ernährungsplan, der speziell auf die Prävention und Behandlung von Diabetes zugeschnitten ist. Dieser zweiwöchige Plan enthält detaillierte Rezepte für Frühstück, Mittag- und Abendessen sowie Snacks und sorgt so für eine ausgewogene und abwechslungsreiche Ernährung, die die Blutzuckerkontrolle unterstützt.

Die folgenden Kapitel konzentrieren sich auf bestimmte Mahlzeiten aus dem 14-Tage-Speiseplan. Zuerst werden Frühstücksrezepte behandelt, wobei jedes Rezept eine Zutatenliste, Portionsgröße, Zubereitungszeit, Zubereitungsmethode und Nährwert enthält, sodass Sie Ihren Tag ganz einfach mit einer nahrhaften und sättigenden Mahlzeit beginnen können.

Im Folgenden finden Sie detaillierte Rezepte für das Mittagessen, erklärt mit Schritt-für-Schritt-Anleitungen, um sicherzustellen, dass Sie ein gesundes und köstliches Mittagessen zubereiten können, das Ihre Diabetes-Managementziele unterstützt.

Auch die Rezepte für das Abendessen werden umfassend erläutert, sodass Ihr Abendessen sowohl genussvoll als auch gesundheitsfördernd ist.

Das Buch behandelt auch Snack-Rezepte und bietet eine Vielzahl nahrhafter und schmackhafter Optionen, die Ihnen dabei helfen können, den Blutzuckerspiegel den ganzen Tag über stabil zu halten.

Abschließend werden im Dessertbereich Diabetes freundliche Rezepte vorgestellt, die Sie genießen können, ohne Ihre Blutzuckerkontrolle zu beeinträchtigen. Diese Rezepte sollen Ihre Naschkatzen befriedigen und gleichzeitig Ihr Diabetes-Management auf Kurs halten. Von Desserts auf Fruchtbasis bis hin zu zuckerfreien Leckereien bietet dieser Teil eine Reihe köstlicher und nahrhafter Optionen.

Für Menschen, die gerade eine Diabetes-Diagnose erhalten haben, ist dieses Buch dank der Begeisterung des Autors für das Schreiben und seiner persönlichen Erfahrung ein Hoffnungsschimmer und eine Stärkung. Es hat neben praktischen Informationen auch hilfreiche Anleitungen, einfach zu befolgende Rezepte und ein Gefühl des Verständnisses und der Kameradschaft vermittelt. Mit jedem Umblättern der Seite haben die Leser den Wert von Lebensmitteln als Medizin und die Freude am Genuss von Mahlzeiten kennengelernt, die Körper und Geist befriedigen.

Am Ende unseres gastronomischen Abenteuers ist es wichtig, eine Bilanz der gewonnenen Erkenntnisse und Fortschritte auf dem Weg zu mehr Gesundheit zu ziehen. Wir wissen jetzt, wie wichtig es ist, achtsam zu essen, sich ausgewogen zu ernähren und die innovativen Fähigkeiten der Heißluftfritteuse zu nutzen, um leckere Mahlzeiten zuzubereiten, ohne auf die Gesundheit zu verzichten. Über die Küche hinaus sind wir jedoch auch zu der Überzeugung gelangt, dass das Leben in vollen Zügen zu genießen und gleichzeitig kluge Entscheidungen zu treffen, die das Wohlbefinden fördern, ein besserer Ansatz zur Kontrolle von Diabetes ist, als nur den Blutzuckerspiegel oder die Kohlenhydrat Zahl im Auge zu behalten.

Mit den Informationen und Gerichten aus diesem Kochbuch, die Ihnen zur Verfügung stehen, denken Sie daran, dass jede Mahlzeit eine Chance ist, Ihren Körper mit Energie zu versorgen und Ihre Seele im weiteren Verlauf zu stärken. Lassen Sie jede Mahlzeit – sei es ein reichhaltiges Frühstück, ein reichhaltiges Mittagessen oder ein gemütliches Abendessen – eine Feier Ihres Körpers, Ihrer Energie und Ihrer Selbstfürsorge sein.

Wir sind dankbar, dass das „Diabetic Airfryer Cookbook for Newly Diagnosed" Sie auf Ihrem Weg begleiten konnte. Möge eine köstliche Mahlzeit nach der anderen Sie weiterhin inspirieren und motivieren, mit Diabetes erfolgreich zu sein.

Über den Autor

Virginia Curie ist eine erfahrene, registrierte Ernährungsberaterin mit Fachkenntnissen in den Bereichen Pädiatrie und Gesundheit. Sie erwarb ihren Bachelor of Science in Diätetik und Gesundheit an einer renommierten Institution in den Vereinigten Staaten. Im Laufe von mehr als zwei Jahrzehnten entwickelte Virginia ihre Talente als produktive Autorin und Content-Erstellung und widmete ihre Bemühungen der Aufklärung verschiedener Aspekte von Gesundheit, Krankheit und Fitness. Ihre Reise ist ein inspirierender Beweis für ihr unerschütterliches Engagement und ihre Leidenschaft für die Förderung des Wohlbefindens.

Ein kostenloses Rezept Tagebuch

DIABETES JOURNAL

DATE: | TODAY'S MOOD

RECIPE | INGREDIENTS

INSTRUCTIONS

DIABETES JOURNAL

DATE: | TODAY'S MOOD

RECIPE | INGREDIENTS

INSTRUCTIONS

DIABETES JOURNAL

DATE : | TODAY'S MOOD

RECIPE   INGREDIENTS

INSTRUCTIONS

DIABETES JOURNAL

DATE: | TODAY'S MOOD

RECIPE | INGREDIENTS

INSTRUCTIONS

DIABETES JOURNAL

DATE: | TODAY'S MOOD

RECIPE   INGREDIENTS

INSTRUCTIONS

DIABETES JOURNAL

DATE: | TODAY'S MOOD

RECIPE | INGREDIENTS

INSTRUCTIONS

DIABETES JOURNAL

DATE: | TODAY'S MOOD

RECIPE | INGREDIENTS

INSTRUCTIONS

DIABETES JOURNAL

DATE: | TODAY'S MOOD

RECIPE

INGREDIENTS

INSTRUCTIONS

DIABETES JOURNAL

DATE: | TODAY'S MOOD

RECIPE | INGREDIENTS

INSTRUCTIONS

DIABETES JOURNAL

DATE: | TODAY'S MOOD

RECIPE | INGREDIENTS

INSTRUCTIONS